本书获"国家'十二五'科技支撑计划"项目基金支持

北京协和医院
变应原制剂应用指南

主　编　尹　佳

编　者　尹　佳　　王良录　　李　宏　　孙劲旅
　　　　支玉香　　文利平　　顾建青　　关　凯
　　　　汤　蕊　　王瑞琦　　马仕坤　　张　伟
　　　　周俊雄

中国协和医科大学出版社
北　京

图书在版编目（CIP）数据

北京协和医院变应原制剂应用指南／尹佳主编. —北京：中国协和医科大学出版社，2013.8（2024.9 重印）.

ISBN 978-7-81136-885-7-01

I . ①北… II . ①尹… III . ①变应原-制剂-北京市-指南 IV . ①S852.5-62

中国版本图书馆 CIP 数据核字（2013）第 133248 号

北京协和医院变应原制剂应用指南

主 编：尹 佳
责任编辑：韩 鹏

出版发行：中国协和医科大学出版社
（北京市东城区东单三条 9 号 邮编 100730 电话 010-65260431）
网 址：www. pumcp. com
经 销：新华书店总店北京发行所
印 刷：三河市龙大印装有限公司

开 本：700mm×1000mm 1/16
印 张：11.25
字 数：130 千字
版 次：2014 年 5 月第 1 版
印 次：2024 年 9 月第 3 次印刷
定 价：58.00 元

ISBN 978-7-81136-885-7-01

前　　言

　　北京协和医院变态反应科是中国临床变态反应学的发源地和摇篮。1956 年 5 月 1 日，中国第一个变态反应科在北京协和医院正式创建，至今已经 58 年。

　　北京协和医院变态反应科在国内最早将变应原制剂用于诊断和治疗过敏性疾病。50 年前，叶世泰等变态反应科的前辈们用 4 种美国变应原制剂诊断中国患者未发现阳性反应；根据疑似患者临床特点经过缜密的环境调查、花粉曝片、皮肤试验和鼻黏膜激发试验，最终证实蒿属花粉是中国北方地区诱发夏秋季过敏性鼻炎和哮喘的重要花粉。

　　从蒿属花粉变应原制剂开始，北京协和医院在国内率先研制变应原诊断和免疫治疗制剂，并将其应用于临床。老主任叶世泰教授认为："变态反应疾病的发生依据患者所处环境不同，各国各地物产、气候、生活习惯及地理环境的不同而变化。中国人的变应原与国外的不尽相同，因此，变应原的生产和研究应该立足于国内，不宜照搬西方，越是中国的，越是世界的。"在他的领导下，北京协和医院从最早的 4 种变应原制剂做起，至今已拥有 200 余种具有我国特色的变应原制剂。2001 年以后，变态反应科将变应原生产正式移交给北京协和医院开发公司和新华联协和药业有限责任公司，专注于变应原制剂的基础与临床研究。

　　变应原制剂是变态反应临床诊断和治疗的主要药剂，北京协和医院变应原制剂 40 余年来在全国变态反应临床得到广泛应用，长期的医疗实践证明，协和变应原制剂安全、有效，深受使用单位和患者的信赖，也支撑着全国变态反应学科的发展，受益者达千万以上。

　　有效安全的变应原特异性体内诊断（皮肤试验）和免疫治疗，离不开变应原制剂在研制、配制、保存、医院临床应用及患者使用等各个环节的严格质控和管理。

　　为方便全国各使用单位的临床医生和进行免疫治疗的患者了解协和变应原制剂临床应用原则和操作规程，我们特编写此书。本书详细描述了皮内试验、点刺试验和免疫治疗的操作规程及指南，夏秋季花粉、春季花粉、尘螨、霉菌、猫毛皮屑、狗毛皮屑等变应原制剂的使用方法和注意事项，出现不良反应后的处理流程及规范，免疫治疗过程中呼气峰流速监测的方法和各种常见吸入变应原的避免方法。希望本书对使用协和变应原注射制剂的各级临床医生和患者能起到指导作用。

尹　佳

2014 年 5 月 1 日

于北京协和医院

目　　录

第 一 章

变应原注射液临床应用
标准操作规程

第一节 变应原注射液皮下注射免疫治疗常规

一、建立本常规的目的

1. 建立有质量保证的变应原特异性免疫治疗日常诊疗常规。

2. 规范免疫治疗变应原的选择。

3. 规范免疫治疗起始治疗阶段和维持阶段剂量调整的方法。

4. 通过规范使用流程和操作方法，患者和医务人员在开始治疗和维持治疗过程中有信心和安全感，保证免疫治疗过程的安全。

5. 为病历书写及治疗结果的追踪随访提供指导。

二、为什么要进行变应原特异性免疫治疗

变应原特异性免疫治疗是过敏性疾病特有的病因治疗方法，1998年世界变态反应组织发布的指导性文件充分肯定其疗效，并指出"变应原特异性免疫治疗是目前除避免接触变应原外能够影响过敏性疾病自然进程的唯一治疗手段"。

1. 免疫治疗的定义

对某些Ⅰ型变态反应疾病，在确定患者致敏变应原后，用逐渐增加该变应原提取液剂量的方法长时间给予皮下注射，提高患者对该致敏变应原的耐受能力，使患者再次接触该致敏变应原后，症状减轻甚至不出现症状，称为变应原特异性免疫治疗，简称免疫治疗。免疫治疗不仅可以缓解症状，亦可通过作用于变态反应的病理生理机制进而影响疾病的自然进程。免疫治疗是除避免接触变应原外唯一有效的病因治疗方法。过去曾将免疫治疗称为脱敏治疗或减敏治疗。

2. 免疫治疗的目的

免疫治疗的目的是降低患者对致病变应原的敏感度，从而减轻或消除症状；减少或免除对症治疗药物的使用及由此类药物带来的不良反应，降低总治疗费

用；阻断由过敏性鼻炎发展为哮喘；预防出现新的致敏变应原；停药后能够长时间维持疗效。

三、过敏性疾病特异性治疗方案

过敏性疾病的治疗方案包括避免接触变应原、药物治疗、变应原特异性免疫治疗及患者教育。选择最佳的组合方案可以提高过敏性疾病的临床疗效。通常避免接触变应原是首选治疗方法，有助于减少其他治疗的需要。第二步是药物治疗以缓解病情。对于需要常规用药治疗的患者，尽管很多药物疗效显著，且无明显副作用，但药物治疗仅是对症治疗停药后症状仍会发作，只有免疫治疗才是能够改变过敏性疾病自然进程的唯一对因治疗方法。选择合适的变应原产品及相应的适应证，变应原特异性免疫治疗能显著缓解过敏性疾病的严重程度和进程，减少对症治疗药物的应用并提高患者的生活质量。由于变应原特异性免疫治疗是一种改变过敏性疾病发展过程的对因疗法，因此应该尽早应用，以防止受累器官发生不可逆性损伤。

四、皮下注射免疫治疗的有效性和安全性

已证实免疫治疗对患有 IgE 介导的疾病，如牧草花粉、桦树花粉、豚草花粉、蒿花粉、猫毛、尘螨（屋尘螨及粉尘螨）等诱发的过敏性鼻炎和/或过敏性哮喘患者具有肯定的临床疗效及安全性。从 1980 年到 2005 年之间，已有 75 份关于皮下注射免疫治疗的双盲、安慰剂对照研究文献发表，证实皮下注射免疫治疗具有减轻临床症状及用药积分的疗效。这 75 份研究文献中有 15 份的受试者是儿童。一些研究表明免疫治疗具有长期疗效，Durham 等在免疫治疗停药后的双盲、安慰剂对照研究中证明特异性变应原免疫治疗停药后具有长期疗效。关于皮下注射免疫治疗可预防新过敏症发生的作用，已有 3 项针对单一变应原患者的非随机性临床试验研究。Purello-D'Ambrosio 负责的一项开放回顾研究中，对 7182 例接受皮下免疫治疗的单一变应原患者（对不同的变应原）进行了 4 年的免疫治疗及停止治疗后 3 年的随访调查，对相应的 1214 例对照组患者也随访了 7 年。对照组和免疫治疗组在治疗后 3 年随访期间，新变应原致敏的发生率分别是 68% 和 24%，而 7 年随访期的发生率则分别为 72% 和 28%，两组间差异均具有显著的

临床及统计学意义。Pajno 等对仅对屋尘螨过敏的 75 例接受皮下免疫治疗的儿童和 63 例具有可比性的药物治疗对照组儿童进行了长达 6 年的随访，74%接受皮下免疫治疗的儿童仍仅对屋尘螨过敏（单一过敏），而对照组该比率仅为 33%。

皮下免疫治疗可以防止过敏性鼻炎发展成哮喘。一项在儿童中进行的多中心研究发现，免疫治疗能降低过敏性鼻炎发展至哮喘的概率。将桦树和牧草花粉过敏的儿童及无症状的下气道高反应儿童随机分为免疫治疗组和药物治疗组。治疗 3 年后，免疫治疗组的儿童哮喘发病率显著降低（24%），而药物治疗组的哮喘发生率则达 44%，这表明免疫治疗能减少过敏性鼻炎儿童发展为哮喘的概率。经免疫治疗的儿童对乙酰甲胆碱的气道反应也显著降低，但入组时 40 例哮喘儿童（对桦树和牧草花粉过敏）中仅 2 例儿童 3 年后痊愈，这表明免疫治疗对于哮喘除治疗有一定作用外，预防作用更为显著。

限制变应原特异免疫治疗进一步推广的主要因素是其有诱发全身副作用的风险。尽管引发过敏性休克的发生率很低，注射变应原仍存在风险。全身性反应的发生频率和严重程度在不同的研究中存在差异，这主要取决于患者纳入标准、患者病情严重程度、变应原产品和免疫治疗过程中的管理。有证据证明最可能发生过敏性休克的患者是在皮肤试验或特异性 IgE 检测中表现高度敏感的患者，以及患有更严重的疾病，尤其患慢性未受控制的哮喘患者。与维持治疗阶段相比，全身性副作用更常在起始治疗阶段（剂量递增）的患者身上发生。

北京协和医院研发生产的变应原制剂在我国用于治疗过敏性鼻炎和过敏性哮喘已有 50 余年历史，使用者达数百万以上，已有大量的文献和临床研究证实协和变应原制剂免疫治疗的有效性和安全性，50 年来未发生一例应因用协和变应原制剂进行免疫治疗而死亡的病例。

五、皮下注射免疫治疗的适应证和禁忌证

（一）适应证

1. 吸入变应原引起的过敏性鼻炎、结膜炎和哮喘患者。
2. 因暴露于吸入变应原高峰期而出现下呼吸道症状的患者。
3. 抗组胺药或中等量局部用糖皮质激素不能控制症状的过敏性鼻炎患者。
4. 不想经常或长期用药物治疗的过敏性鼻炎或过敏性哮喘患者。
5. 药物治疗导致不良反应的患者。

6. 6 岁以上的儿童。用协和变应原制剂进行皮下免疫治疗一般限于 6 岁以上的患者，若给小于 6 岁的儿童进行皮下变应原特异性免疫治疗，负责注射的医生必须具有能够识别并处理出现在该年龄段患者严重过敏反应的经验，为该年龄段儿童注射变应原药物的护士和其他医务人员必须接受过儿科专门训练。

7. 皮下免疫治疗一般不用于 65 岁以上的患者。

8. 除极少数因吸入变应原如尘螨引起的特应性皮炎外，免疫治疗不适用于食物过敏和其他皮肤疾病的治疗。

（二）禁忌证

1. 绝对禁忌证

1）严重免疫性疾病、心脑血管疾病（严重的昆虫毒液过敏除外）、癌症及慢性感染性疾病。

2）严重的哮喘，即使用最佳的药物治疗，肺功能仍持续降低，第一秒用力呼气容积（FEV_1）低于预测值 75% 的患者。

3）应用 β 受体阻断剂治疗的患者（包括局部应用）。

4）不能够配合的患者及严重心理疾病患者。

5）在免疫治疗期间两次连续发生不明原因严重过敏反应者。

6）医生认为不适合进行免疫治疗的其他特殊情况，如银屑病患者。

2. 相对禁忌证

1）妊娠（没有关于致畸胎危险的文献），但起始阶段有发生严重过敏反应的危险，抢救用药可能对胎儿产生危害，对于妊娠或计划妊娠的女性建议不要开始免疫治疗，维持治疗在详细询问病史并得到患者同意后方可继续进行。若治疗对患者有任何安全性或发生并发症风险，免疫治疗都应停止。

2）重症特应性皮炎急性发作期应暂时中止免疫治疗，待缓解后可恢复免疫治疗。

3）哮喘发作期，如有哮喘严重发作、FEV_1 低于预期值 75%，或呼气峰流速值较个人最佳值下降 20% 以上时应暂时中止免疫治疗，用药物控制症状、待肺功能恢复后再恢复免疫治疗。

六、皮下注射免疫治疗的原则

1. 适用于症状持续、采取变应原避免措施不能完全消除症状或由过敏性鼻炎逐渐发展为哮喘者。

2. 治疗前应对患者进行全面临床评估，权衡免疫治疗的疗效给患者带来的益处与潜在不良反应可能对患者产生的损害，决定是否给予患者免疫治疗。

3. 特异性诊断应基于患者病史、皮肤试验和特异性 IgE 阳性结果及明确的相关变应原暴露史综合分析，明确患者的致敏原，并将其选择为免疫治疗的变应原。

4. 避免单独依据血清特异性 IgE 或皮肤试验阳性结果来确定免疫治疗的变应原。由于免疫治疗需 3~5 年，其疗效取决于最初的准确诊断，因此选择拟脱敏的变应原种类非常重要。对缺少 sIgE 检测条件的基层医院，建议仅对皮肤试验出现强阳性反应（≥ "+++"）的变应原做免疫治疗，对皮肤试验 "+" ~ "++" 反应者，应密切结合临床病史、症状和体征进行综合治疗。

5. 免疫治疗具有变应原特异性，如患者对多种变应原过敏，应选择引发症状的主要致敏原进行综合免疫治疗。

6. 在给予患者免疫治疗的同时，应有针对性地采取有效措施避免接触变应原。

7. 免疫治疗应尽早进行，免疫治疗对于长期患病造成的不可逆损害（如气道重塑）无效。

8. 在给予患者免疫治疗的最初阶段，应同时合并药物治疗以有效控制症状，防止因免疫治疗加重病情，至维持阶段 0.5~1 年以后，可依据患者实际情况继续维持或逐渐减少治疗药物剂量。

七、皮下注射免疫治疗实施指南

（一）临床管理

由于免疫治疗起始阶段发生全身不良反应的概率比维持阶段高，起始阶段免疫治疗处方应由有经验的过敏专科医生或经过敏专科培训过的医生制订并实施。全科医生可执行过敏专科医生已制定好的免疫治疗方案，对患者依据方案进行起始阶段的后续治疗及维持阶段的免疫治疗。实施免疫治疗的全科医生和护士应接受过专门训练，具有处理过敏性休克等严重不良反应的足够知识和经验，并配备随时可用的急救设备。

患者在初级医疗机构（医院）或诊所进行维持阶段治疗时，全科医生最好能在安排该任务的医院或诊所接受培训。给全科医生安排维持阶段治疗的任务时，应向其提供正规皮下免疫治疗实践操作指南及注射和不良反应的记录表格（即变应原免疫治疗执行情况记录表，见附录6）。实施皮下免疫治疗的诊所最好每年都对其给予治疗的患者进行追踪随访，变应原免疫治疗执行情况记录表即可作为交流的工具。

（二）施行皮下免疫治疗之前的诊断程序

1. 免疫治疗之前需同时进行皮肤试验和血清 sIgE 检测以确定致敏变应原。

2. 当变应原皮肤试验和血清 sIgE 试验结果同时阳性，并与可疑暴露病史和临床症状相关时可考虑进行免疫治疗。

3. 变应原特异性诊断试验阴性的患者，或结果虽然阳性，但与可疑致敏物、临床症状或暴露史不相关的患者，不应进行免疫治疗。

4. 当皮肤试验结果与 sIgE 结果不一致时，应依据如下原则确定是否进行免疫治疗（免疫治疗注射操作见图 1-1～图 1-3）：

1）对与病史相符，且变应原皮肤试验反应强度较高（≥"+++"）但 sIgE 阴性的患者，可以进行免疫治疗。

2）对 sIgE 阳性，但皮肤试验阴性的患者，慎用免疫治疗，必要时需做变应原激发试验以明确变应原和病史的关系，之后再考虑是否进行免疫治疗。

3）禁止单凭血清特异性 IgE 阳性结果给患者开变应原免疫治疗处方。在开始用协和变应原制剂进行免疫治疗之前，必须进行相关变应原皮肤试验。

4）避免单凭皮肤试验轻度阳性"+"的结果给患者开免疫治疗处方，对皮肤试验"++"，sIgE 阴性或无相应 sIgE 可供检测的情况，应结合病史和临床症状综合判断是否有必要进行免疫治疗。

（三）皮下注射免疫治疗变应原种类选择原则

1. 对多种变应原过敏的患者，应根据其暴露病史分析，选择主要变应原进行免疫治疗，并尽可能在同一瓶溶媒内将变应原控制在 5 种之内。

2. 由于多种变应原混合物中某些变应原的酶成分可能抑制其他变应原的致敏蛋白活性；同时混合不相关的变应原容易导致各种成分被稀释，可能影响各种变应原达到最佳剂量从而影响疗效，为此建议：相同种类的变应原混合配制，不同种类变应原分开配制。尽可能单独配制真菌类变应原。上述变应原可分别在左右两上臂分别注射，为方便对不良反应进行评估，两次注射时间应间隔 30 分钟。

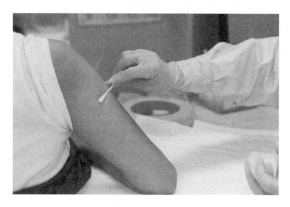

图 1-1　免疫治疗部位及消毒

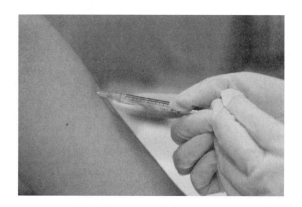

图 1-2　免疫治疗注射角度

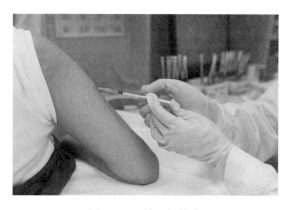

图 1-3　回抽血慢推药

3. 临床常见多种夏秋季花粉同时合并春季花粉特异性诊断结果阳性的患者，对无春季症状或春季症状轻微短暂者，可仅选择夏秋季节花粉进行免疫治疗。对春季症状时间长且症状重或已出现季节性咳嗽或哮喘者，可同时进行春季花粉免疫治疗。

4. 由于多种植物之间存在泛变应原现象，患者可有多种皮肤试验结果"+"～"++"，或多种花粉特异性 IgE 抗体水平 1~2 级的情况，对此类患者，应选择皮试强度高（≥"++"），sIgE 水平高（≥3 级）的花粉变应原进行免疫治疗，应尽量避免选择所有皮试阳性的花粉变应原进行免疫治疗。

5. 对动物毛发及皮屑过敏患者，最有效的治疗方法是避免接触致敏宠物，一般无需接受免疫治疗。但由于职业因素所致如兽医、动物实验室工作人员、高度敏感者（间接接触，如与养宠物者接触即可诱发症状者）及不愿放弃养宠物者，可给予免疫治疗。

（四）变应原制剂起始浓度的确定

国内临床应用的皮下注射免疫治疗制剂是用变应原溶媒将国产变应原注射液做 10 倍的系列倍比稀释，最终形成不同浓度变应原注射液的稀释液。

变应原注射液稀释 100 倍为 1：100 稀释液（2 号液）、稀释 1000 倍为 1：1000 稀释液（3 号液），以此类推分别产生 4 号（1：10 000）、5 号（1：100 000）、6 号（1：1 000 000）7 号（1：10 000 000）和 8 号（1：100 000 000）稀释液等。

起始浓度的确定可依据皮内试验结果或皮肤试验终点滴定结果。原则是反应程度轻者起始浓度较高，重者则起始浓度较低。通常皮内试验为"+"，初次脱敏浓度选择 1：1 000 000；皮内试验"++"～"+++"，则选择 1：100 000 000 浓度起始。如皮试≥"++++"，说明患者对此变应原反应强烈，应谨慎选择初次脱敏浓度，建议采用皮肤试验终点滴定确定起始浓度（表 1-1）。皮肤试验终点滴定法即用不同浓度的稀释变应原为患者做一系列的皮内试验，观察患者在哪一级浓度皮肤反应转为阴性时，则其脱敏所用的最初浓度从低一级开始。

表 1-1 变应原制剂起始浓度的确定

变应原	皮试反应	起始浓度
Ar、Ra、Hu 除外的	"+"	6 号液
尘螨、宠物、霉菌	"++" ~ "+++"	8 号液
	≥ "++++"	谨慎选择起始限度，建议采用皮肤试验终点滴定法确定起始浓度
Ar、Ra、Hu	"+" ~ "+++"	8 号液
	≥ "++++"	10 号液或参考终点滴定结果

（五）变应原稀释制剂配制及管理注意事项

1. 变应原制剂的运输、贮藏和使用应该遵照厂商的建议或医疗机构所制定的临床指南的规定。

2. 应强调每名患者都要使用独立的药瓶，不同患者间不应共享药瓶。

3. 每次注射前必须再次核对产品（变应原、浓度、使用量和有效期）。

4. 当换用新批号的药瓶时，通常比较安全的做法是首次注射减少剂量，如只注射预定剂量的一半。

5. 应检查变应原溶媒的容量是否标准，淘汰有问题的变应原溶媒。

6. 所有变应原稀释制剂均应新鲜配制。

7. 由于变应原注射液稀释度越高其生物效价越容易降低，建议低浓度变应原（6 号至 10 号稀释液）应在 8 周以内用完。

（六）变应原制剂皮下注射操作注意事项

建议在上臂的三角肌下缘注射。深部皮下注射必须缓慢，并应间断进行回抽（如每注射 0.2 ml 回抽一次），可用两个手指固定针头，以防针头移位。如果回抽到血液，应该停止注射，弃去血液污染的产品，观察患者 30 分钟。如果没有明显全身反应，可重新抽取剩余剂量的变应原产品注射。

（七）每次注射之前需核对患者一般情况

患者注射前 3 天的临床状况、上次注射至今的时间间隔、上次注射时的全身和局部反应。在决定本次变应原的注射剂量前，应充分评估患者是否适合接受预定剂量注射，以避免全身不良反应发生，评估内容如下：

1. 最近 3 天，患者有呼吸道感染或其他重大疾病时，应推迟注射。

2. 最近 3 天，患者过敏症状逐渐加重，或因变应原暴露需增加抗过敏药物的剂量时，应推迟注射。

3. 患者的 FEV_1<75% 个人最佳值时应推迟注射。哮喘患者每次注射前，应测定峰流速，如峰流速值<个人最佳峰流速值 80% 时应暂停注射，待经药物治疗肺功能恢复后再继续治疗。

4. 如果注射间隔时间延长，需减少注射剂量。减少的量取决于时间延长的程度，具体减量方法详见说明书。

5. 如果上次注射时出现全身反应，应减少计划注射的变应原剂量。减少的量取决于反应的严重程度，临床使用指南中有详细说明。如果出现两次以上不明原因的过敏反应和其他危及生命的反应，必须仔细评估是否继续皮下免疫治疗。

6. 注射变应原应与注射其他传染性疾病的疫苗分开，与最后一次变应原注射至少间隔 1 周。

7. 如上次注射部位出现迟发性局部反应，应重新评估下次变应原注射的剂量。

患者注射前的监测项目也包括检查患者是否服用了可能增加全身不良反应或使过敏反应更难于治疗的药物，如β受体阻断剂是极为重要的。

8. 饮酒可能会抑制组胺的转化酶二胺氧化酶从而增加全身反应发生的危险，注射前尽量避免饮酒。

（八）皮下注射免疫治疗的方法和疗程

免疫治疗注射一律采用皮下注射的方法，分为起始治疗阶段和维持治疗阶段。

1. 起始阶段

从医生确定的起始浓度开始变应原皮下注射，每一浓度注射 10 次，第一次从 0.1ml 开始，以后依次注射，每次递增 0.1ml，到第 10 次注射时注射量为 1ml，再更换高 10 倍浓度的变应原按同样的流程注射。每周注射两次，每一浓度注射 10 次，历时 5 周。当浓度递增至 1∶100 时，即达到常规免疫治疗的最高浓度，可过渡到维持过敏治疗阶段。

为减少起始阶段的治疗时间，也可选择从 0.1ml 开始，经 0.15ml、0.25ml、0.4ml、0.6ml、0.8ml 共 6 次注射之后进行更高一级浓度的注射。此种改良的方法可用于稀释度较高的变应原制剂。建议尘螨真菌等免疫治疗可全程选择改良方法，部分较严重的花粉症患者推荐仅在 12 至 6 号药用改良方法注射，进入 5 号以后改用常规免疫方法。

2. 维持阶段

此阶段不再递增剂量，持续进行固定剂量的免疫注射，常用的维持剂量是1∶100浓度，每次注射0.5ml，每周两次。持续维持1~2年以后可酌情改为每周1次。维持阶段的注射间隙和注射剂量可依据患者实际情况由医生调节，最佳维持剂量是指获得最佳临床效果同时无任何严重不良反应时的个体化剂量。根据患者的临床反应，有些患者的最高剂量可能高于推荐的最佳维持剂量，如部分尘螨过敏患者的维持剂量可达1ml，每周2次。因此在确保患者安全的前提下，可逐步增加至2号药每次注射1ml维持。但对于花粉过敏的患者推荐用0.5毫升/次的剂量进行维持治疗。少数严重的花粉过敏者，对3号或4号药的高剂量仍难以耐受，通常这类患者的维持剂量可维持在较低浓度。

3. 剂量调整

1）根据中断注射时间间隔调整注射剂量：①中断注射时间在2周之内，无需改变脱敏注射剂量；②中断注射时间在4周之内，退回至上次剂量的50%；③中断注射时间在8周之内，退回至上一级浓度的最低剂量；④中断注射时间在12周之内，退回至上两级浓度的最低剂量；⑤中断注射时间>12周，从起始浓度重新开始。

2）根据注射后24小时内皮肤局部反应调整注射剂量：如果局部风团直径超过5mm，不再递增剂量，可维持剂量重复注射或降低剂量，待风团直径缩小至5mm之内再考虑递增剂量。

3）根据全身反应调整剂量：①注射后如出现轻微鼻痒、喷嚏、流清涕、咳嗽，可退回至低1~2级浓度的最低注射剂量；②注射后出现全身皮疹、荨麻疹、哮喘等中度反应，暂时停止注射，用药物对症治疗控制症状以后退回至低2~3级浓度的最低注射剂量；③注射后如出现严重哮喘或严重过敏反应，应立即停止注射，需由医生重新评估患者是否再次恢复免疫治疗，恢复注射浓度及剂量应极其谨慎。

4）变应原暴露高峰季节注射剂量调整：①建议在变应原暴露高峰季节避免开始相关变应原注射剂的免疫治疗；②变应原高峰季节患者如出现临床症状，可选择停止注射或减少变应原注射剂量，如患者无症状则无需减少剂量。对出现症状的患者，可暂停免疫治疗，或退回至低一级浓度重复注射最低剂量，同时采取对症治疗措施使患者临床症状获得有效控制，为安全起见，即使患者症状已被控制，在花粉季节仍应减少花粉变应原的注射剂量。

5）维持治疗阶段新包装制剂的剂量调整：维持治疗阶段每次使用新包装注射制剂，首剂不应超过上次剂量的 50%。

八、免疫治疗的安全管理

1. 变应原皮下注射免疫治疗必须在具有抢救设备与条件的医疗机构或诊所进行。

2. 执行变应原皮下注射免疫治疗的医生和护士应是过敏科专科医生或经过过敏专科培训，具有抢救严重过敏反应经验的医生和护士。

3. 执行皮下注射免疫治疗的医疗机构应备有 1‰肾上腺素注射液、口服或注射用抗组胺药、治疗急性哮喘发作的药物和吸氧设备、气管插管设备。

4. 应定期开展严重过敏反应抢救技能培训。

5. 严格执行每次皮下注射前询问患者的安全流程，包括：①确认患者和其使用的变应原产品；②评估患者的临床症状；③确认前次注射时间；④前一次注射有无不良反应，如有需查看当时记录；⑤注射前需检测注射当天的呼气峰流速值，并评价此值是否低于80%个人最佳峰流速值；⑥对变应原产品的控制（外观和有效期）。医生和护士在执行免疫治疗前应依次询问并记录上述内容，这对患者安全和医护医疗工作都具有保护作用。

6. 作为常规，每次变应原制剂注射后应观察患者 30 分钟，因为约90%由变应原制剂诱发的严重过敏反应均在注射后 30 分钟内发生（如出现全身反应应延长观察时间）。应叮嘱患者在观察期间不要离开医护人员对其安全监检的环境。一旦出现全身反应的早期征象，应立即告知工作人员，未成年患者做变应原制剂注射需有成人陪同。

7. 必须评估并记录所有变应原制剂注射后出现的不良反应，应以书面形式（病历记载）告诉患者，离开医院后如出现过敏症状加重或全身迟发反应时应如何处理。

8. 应定期检查所有涉及严重过敏反应抢救药物和设备，使其处于随时可以有效使用的状态。

9. 应明确安全管理岗位的职责，并定期检查。

10. 应备有出现严重过敏反应时的抢救预案和治疗常规。

九、不良反应

免疫治疗可引发局部和全身不良反应，多发生于常规治疗剂量递增阶段。

（一）局部反应

注射部位速发性或迟发性风团及皮下小结节。免疫治疗注射局部出现风团即视为局部不良反应，对于变应原水剂提取液，较大的速发性风团局部反应往往是出现全身反应的先兆，应给予足够的重视。对于局部红肿和瘙痒等迟发反应，轻者可不予处理自行缓解，重度者可进行冷敷、口服抗组胺药、局部使用糖皮质激素外用制剂。长期注射后注射局部可形成硬结，可在注射 24 小时后局部热敷。如局部反应严重同时合并全身过敏症状者，可在风团或水肿周围多点局部皮内封闭注射 1∶1000 肾上腺素，必要时可肌内注射肾上腺素，成人注射剂量不超过 0.3~0.5ml，儿童 0.01ml/kg 体重，最高剂量不超过 0.3ml。

（二）全身不良反应

全身反应是指出现注射部位以外器官系统症状。全身不良反应有多种表现，从少量喷嚏到突发的过敏性休克甚至死亡。严重程度与这些症状在注射后发生的迅速程度有关。手掌、足底、头皮、腋下等部位的瘙痒，迅速出现的红斑和风团，注射后数分钟发作的鼻炎或哮喘常常发展至严重过敏反应，需立刻治疗，不容拖延。

皮下免疫治疗引起全身不良反应的危险因素包括哮喘，尤其是未控制的哮喘。哮喘患者不良反应的发生率高，很可能是与受累器官持续暴露在较高的变应原环境导致气道反应性增高密切相关。哮喘治疗中最常用的变应原产品通常是常年性变应原（屋尘螨、猫毛皮屑、狗毛皮屑），患者在注射前的一段时期内，还可能接触到这些变应原。这可能会引起亚临床哮喘而增加患者的易感性。低度暴露于常年性变应原引起的持续炎症也可增加患者出现全身不良反应的风险。

全身反应可分为速发型全身反应（30 分钟内发生）和迟发型全身反应（注射 30 分钟之后发生）。欧洲变态反应与临床免疫学学会（EAACI）免疫治疗指导文件中提出了一个分级系统。下面推荐一个根据发生速度和严重程度而制定的更具操作性的分级系统表（表 1-2）。

表 1-2　全身不良反应严重程度分级

分级	症状
0 无症状或非特异性症状	无症状或非特异性症状
Ⅰ 轻度全身反应	局部荨麻疹、鼻炎或轻度哮喘（PEF 自基线下降<20%）
Ⅱ 中度全身反应	发生缓慢（>15 分钟）泛发性荨麻疹和/或中度哮喘（PEF 自基线下降<40%）
Ⅲ 重度（非致命性）全身反应	快速发生（<15 分钟）泛发性荨麻疹、血管性水肿或严重哮喘（PEF 自基线下降>40%）
Ⅳ 过敏性休克	立刻发生的瘙痒、潮红、红斑、泛发性荨麻疹，喘鸣，血管性水肿，速发型哮喘，低血压等

（三）全身严重过敏反应处理原则

如出现全身性荨麻疹、喉水肿、支气管痉挛及过敏性休克等，应立即于注射部位近心端束止血带，以减少变应原的进一步吸收，同时在上臂肌内注射 1：1000肾上腺素，成人 0.3~0.5 毫升/次，儿童 0.01ml/kg，最大量不超过 0.3ml，10~15 分钟可重复注射（见本章第三节）。

（四）免疫治疗不良反应的预防

注射免疫治疗必须在有资质的、具备严重过敏反应抢救设施的专业医疗机构进行，必须严格操作，避免注入静脉诱发严重过敏反应。由于严重过敏反应多发生于注射后 20~30 分钟内，患者接受注射后应常规至少留观 30 分钟。注射当天应避免剧烈运动、避免较长时间热水沐浴，避免饮酒、大量进食辛辣刺激食物。

一般在免疫治疗过程中连续出现两次以上不明原因的严重过敏反应，需要终止免疫治疗。

第二节 变应原皮肤试验操作指南

皮肤试验分两种，一种是皮内试验，另一种是点刺试验。

一、皮内试验

（一）物品准备

1. 1ml 的一次性空针。

2. 皮肤试验用变应原溶液。

3. 75% 酒精，棉棒。

4. 直尺。

（二）操作方法（图 1-4~图 1-9）

1. 按皮试单顺序核对变应原。

2. 询问患者试验前是否有服用抗组胺药物史。

3. 询问患者既往有无严重过敏史。

4. 明确患者目前是否处于急性发作期。

5. 患者取坐位，暴露上臂，以 75% 酒精消毒上臂外侧面的皮肤，使用 1ml 空针抽吸变应原后，先排出空气。

6. 用左手绷紧患者上臂皮肤，右手持针，针头斜面向下，皮内注射变应原 0.01~0.02ml，皮丘直径不超过 3mm，以不出血为度。不能注入空气。

7. 注射顺序自左向右，由上向下，每排做 5 个，每个间距 25~30mm，每臂一般可做 4 列。

8. 为准确评估患者的皮肤反应性，皮试时应同时设阳性和阴性对照液做比较：阳性对照液，浓度分别为 0.01mg/ml 和 0.1mg/ml 的磷酸组胺；阴性对照液、变应原溶媒或生理盐水。必要时可做皮肤划痕征检查。

9. 15 分钟后看皮试结果。

10. 以皮试顺序出报告。

11. 上臂部皮损严重或小儿不宜在上臂部皮试者可行背部皮试，方法同前。

12. 皮试结果判定

（1）基础组

1）两种不同浓度的组胺均应出现风团和红晕。

2）组胺浓度为 0.1mmol/L 的风团和红晕均应>0.01 mmol/L。

3）只有在组胺对照组呈阳性反应，且两种浓度组胺反应有量效关系时，皮试结果才可信。

4）皮肤划痕征应呈阴性，对于阳性者，判断皮试结果时应仅做参考。

（2）皮内试验结果判定（表 1-3）

表 1-3　变应原皮试结果判定

分级	风团直径（mm）	红晕
–	<5	无
"+"	≥5	轻度红晕
"++"	≥10	直径>10mm
"+++"	≥15	同上
"++++"	≥20	同上，或≥15mm 伴全身反应

注：风团如出现伪足应升一级，最高为"++++"；风团周围应绕以红晕，级别越高红晕越大。

13. 皮试配制液的日常管理

（1）每天检查变应原皮试液有无变质沉淀，所用新配制的皮试液保留期不超过 2 周。

（2）皮试用变应原浓度应按不同抗原之不同致敏效价而定，除蒿和葎草为1∶1000外，其他吸入物变应原皮试浓度一般为 1∶100。

（3）皮试后如出现严重局部或全身反应，皮试操作者应立即请经治医生检查，并按病情采取适当的措施。

（4）抢救车应随时准备齐全备用，每周由专人检查，及时补充药品。

（5）协和医院变应原注射液稀释液管理：为保证变应原稀释液用于皮内试验诊断的敏感性，规定 1∶100 变应原稀释液应在配置 4 周内使用；1∶1000 变应原稀释液应在配置 2 周内使用；1∶10 000 及以上变应原稀释液应新鲜配制。

二、点刺试验

（一）物品准备

1. 一次性点刺针。

2. 变应原点刺液。

3. 75%酒精，棉棒。

（二）操作方法（图 1-10~图 1-15）

1. 准备点刺所用的变应原点刺液。

2. 消毒患者前臂皮肤。

3. 滴点刺液于前臂，每间隔 20~30mm 一个。

4. 用点刺针分别经变应原点刺液垂直刺入皮肤，每一种变应原换一个针。

5. 用 16.5mg/ml 磷酸组胺作为阳性对照，生理盐水可变应原溶媒做为阴性对照。

6. 用棉棒轻轻侧压皮肤，吸掉变应原点刺液。

7. 15 分钟后观察结果。

8. 按点刺顺序出报告，字迹清楚，结果判断准确。

（三）点刺判定结果

"－"阴性：与对照试验相同。

"±"可疑：点刺部位稍微隆起，红晕不明显。

"+"弱阳性：点刺部位稍微隆起，周围并绕以轻度红晕。

"++"阳性：隆起面积直径 0.3cm 以上，并绕以较大面积的红晕，但无伪足。

"+++"强阳性：隆起部位有伪足，并绕以极明显的红晕区。

"++++"极强阳性：点刺处丘疹有 2 个以上伪足，发痒，周围皮肤红肿明显。

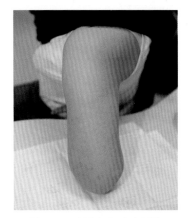

图 1-4　显露皮内试验部位

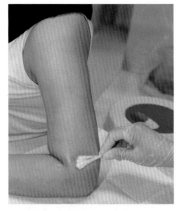

图 1-5　皮内试验部位消毒

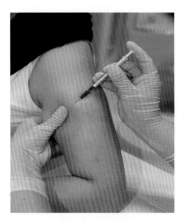

图 1-6　皮内试验进针角度

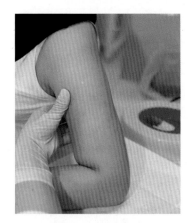

图 1-7　显示皮丘

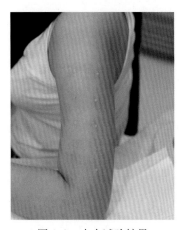

图 1-8　皮内试验结果

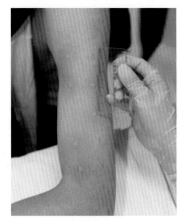

图 1-9　测量皮内试验风团红晕直径

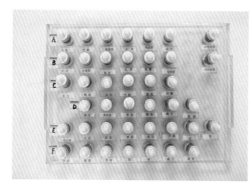

图 1-10 点刺液

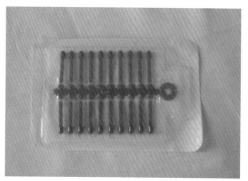

图 1-11 点刺针

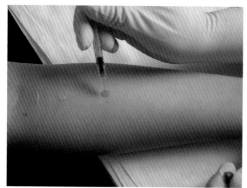

图 1-12 点刺部位滴点刺液

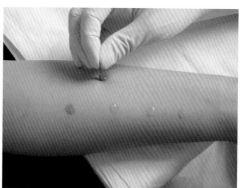

图 1-13 点刺进针角度

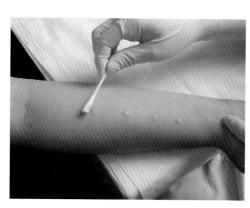

图 1-14 轻轻拭去残余点刺液

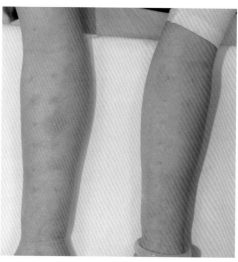

图 1-15 显示点刺结果

第三节 严重过敏反应处理常规

多数由变应原制剂注射诱发的严重过敏反应会首先出现全身皮肤潮红，手足心瘙痒、全身皮肤瘙痒、风团样皮疹、面部水肿等前驱症状，前驱症状出现越早，预示过敏反应越严重。在前驱症状阶段应用抗组胺药。当出现前驱症状同时合并另一重要系统出现症状（如喘憋、腹痛等）可以考虑应用肾上腺素。

1. 根据患者的大动脉搏动、血压（绝对值低于 90/60mmHg 或低于基础血压 30%），判断患者是否过敏性休克。

判断意识、判断呼吸、判断颈动脉搏动，如出现异常立即启动急救系统。

立即呼救，召集本科医生（尤其是高年资医生）和护士，参与和组织抢救。

必要时及时呼叫急诊科总值班，并立即联系急诊科总住院医师，通知急诊抢救室准备除颤器。

患者体位：平卧位，抬高下肢，意识丧失的患者头偏向一侧。

准备转运患者的平车。

2. 注射肾上腺素（1：1000）

成人：0.3~0.5ml，肌内注射每 15~20 分钟可重复。

儿童：0.01ml/kg，肌内注射（最大 0.3ml）。

由皮试诱发者可局部浸润注射：取上述剂量肾上腺素 1：10 稀释，在风团处浸润注射。或直接用 0.1% 肾上腺素在风团周围封闭注射、总剂量不超过 0.5ml。

3. 保持气道通畅、给氧

（1）清理口咽分泌物及异物，仰头抬颏法。

（2）面罩给氧：5~10L/min 或球囊面罩通气 12~16 次/分。

（3）必要时 β_2 受体激动剂局部喷雾。

（4）必要时行气管插管或气管切开（请耳鼻喉科或急诊科），如无条件可先行环甲膜穿刺。

4. 建立静脉通道（两条或两条以上通路）维持血压，监测血压每 2~5min 一次。

（1）优先考虑的静脉：肘正中静脉，套管针（16 号以上针头）。

（2）林格液（500~1000ml）快速滴注。

（3）如在注射肾上腺素和林格液（500~1000ml）后血压仍无好转，可予以多巴胺 40mg 溶于 200ml 生理盐水中，以 5~10μg/（kg·min）的速度静脉滴注，并根据患者血压情况调整剂量。注意：使用常规输液器。

注：常规输液器按 60kg 体重计算，25~50 滴/分。

5. 解除支气管痉挛

（1）轻者吸入 β~2~ 受体激动剂（万托林）或雾化吸入复方异丙托溴铵（可必特）雾化液 2.5ml+布地奈德（普米克令舒）混悬液 2ml。

（2）重者静脉输入氨茶碱。

成人 250~500mg（儿童 5~7ml/kg）溶于 100~200ml 生理盐水中，于 15~20 分钟内静脉输入。严重病例每小时 0.5~1.0ml/kg。

6. 抗组胺药

苯海拉明 1.25mg/kg，最大量 50mg，肌内注射。

7. 糖皮质激素

静脉输甲泼尼龙 40mg/NS100ml。

8. 对于使用肾上腺素有禁忌证的患者［如哮喘患者同时口服 β 受体阻断剂如美托洛尔（倍他乐克）等］的处理方法参见附录。

9. 尽快将患者转至急诊科抢救室或 ICU，以便于处理随后出现的一系列并发症。

10. 上述步骤中任一环节如出现心跳呼吸骤停，立即进行就地心肺复苏：胸外按压+球囊面罩通气（二者比例为 30∶2）。

11. 如患者仅表现严重过敏反应的前驱症状：

（1）苯海拉明 20~40mg（最大量 1mg/kg）肌内注射，或西替利嗪滴剂 20 滴（成人），10 滴（>6 岁儿童）。

（2）密切观察生命体征，必要时给予肾上腺素，按上述常规处理。

严重过敏反应抢救流程简单示意见图 1-16。

附录：对于使用肾上腺素有禁忌证的患者（如哮喘患者同时口服 β 受体阻断剂如美托洛尔等）：

（1）输晶体液和胰高血糖素（glucagen）1~5mg 以支持循环（20~30μg/kg，

儿童最多 1mg），5 分钟内静脉注射，随后以 5~10μg/min 静脉滴注。由于胰高血糖素可能导致呕吐，应注意防止误吸。

（2）喷雾或吸入阿托品 0.05~0.075mg/kg，每小时 1 次。

（3）喷雾或吸入 β₂ 受体激动剂。

（4）静脉输氨茶碱：成人 250~500mg（儿童 5~7ml/kg）溶于 100~200ml 生理盐水中，于 15~20 分钟内输入。严重病例每小时 0.5~1.0ml/kg。

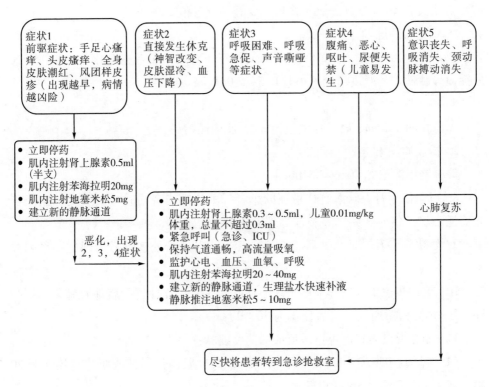

图 1-16　严重过敏反应抢救流程

第四节　重症哮喘处理常规

1. 给氧。

2. 雾化吸入。

布地奈德（普米克令舒）混悬液 2ml＋复方异丙托溴铵（可必特）雾化液 2.5ml。

3. 必要时肌内注射肾上腺素（1∶1000）。

成人：0.3~0.5ml，每 15~20 分钟可重复。

儿童：0.01ml/kg（最大 0.3ml）。

4. 静脉滴注甲泼尼龙，40~80mg 入 100ml 生理盐水。

5. 静脉滴注氨茶碱：成人 250~500mg（儿童 5~7ml/kg）溶于 100~200ml 生理盐水中，于 15~20 分钟内输入。严重病例每小时 0.5~1.0ml/kg（如拟将患者迅速转诊至急诊科可暂不静脉滴注氨茶碱）。

6. 尽快将患者转送至急诊科，进行进一步呼吸支持。

参 考 文 献

1. 叶世泰. 变态反应学. 北京：科学出版社，1998：476-484.

2. ［美］比尔斯编/薛纯良译. 默克诊疗手册（第 17 版）. 北京：人民卫生出版社，2006.

3. The diagnosis and management of anaphylaxis：an updated practice parameter. J Allergy and Clinical Immunology，2005，115（3）：S483-S528.

第五节　免疫治疗药物配制操作指南

一、物品准备

1. 盛放变应原盘两个。
2. 装有 9ml 溶媒液无菌小瓶若干。
3. 1ml 空针，4 号针头。
4. 消毒酒精，棉签。

二、操作方法

（一）配药前准备

1. 清扫工作室，通风换气，紫外线照射 1 小时。
2. 洗手戴口罩帽子。
3. 开冰箱取出托盘，检查各变应原量，如有短缺，即刻配齐备用。

（二）托盘内盛放变应原

以皮试顺序排列，从左向右，由浓到稀，一般浓度由 1∶10～1∶10 000 000；1∶100 000 000～1∶1 000 000 000 000 放在冰箱内保存。

（三）配药方法

接过处方，三查七对，确认变应原和所要配的浓度，取出比处方上高 10 倍的变应原稀释液，抽取 1ml 加入溶媒液中（溶媒液每瓶 9ml）即为 10ml 的免疫治疗药液。如果配含有多种变应原的药液时，取出一瓶比处方上高 10 倍的变应原稀释液，抽出 1ml，其他的变应原取高 100 倍的变应原稀释液各抽 0.1ml，加入溶媒液中。但加入多少个 0.1ml 之前，必须先从溶媒液中先抽出多少个 0.1ml，保持每瓶免疫治疗药液为 10ml。例如：

（1）1∶10 000 Df（尘螨）10ml/Rt

取出 1：1000 Df 变应原稀释液，抽出 1ml 加入溶媒液中，即得 1：10 000 Df 免疫治疗药液。

（2）1：10 000 Ar PP 10ml/Rt

先取出 1：1000 Ar，1：100 PP 的变应原稀释液放在桌上。再从溶媒液中抽掉 0.1ml，然后加入 1：1000 Ar 1ml，1：100 PP 0.1ml 即配成为 1：10 000 Ar PP 免疫治疗药液。

向患者解释清楚注射方法及注意事项。先用浓度稀（号数大）的一瓶，后用浓（号数小）的一瓶。注射量根据普通法或改良法从 0.1ml 开始，逐渐递增注射的剂量。通常每周两次，皮下注射。

配药要求精神集中，不闲谈，按照处方，患者姓名核对变应原内容和配制浓度。配药、发药人员认为确实无误，双人签字后方可发药。

（四）配置药品储存

1. 变应原注射液原液一旦开始启用，应在 6 月内配置，冰箱冷藏保存。

2. 1：10 变应原稀释液应在 3 个月内配置，冰箱冷藏保存。

3. 1：100 变应原稀释液应在 2 个月内配置，冰箱冷藏保存。

4. 1：1000 变应原稀释液应在 1 个月内配置，冰箱冷藏保存。

5. 所有配置的各稀释度变应原均应记录开封时间、稀释配置时间，到期时间，以方便核查管理。

第 二 章

变应原注射液（剂）使用说明书

第一节 通用说明

本制剂仅限本医疗机构使用

本制剂必须在经变态反应专业培训并有免疫治疗经验的医生指导下使用

本制剂每次注射必须在有严重过敏反应抢救设备和资质的医疗单位进行

一、制剂名称

中文名称：变应原注射液（须稀释后使用）

英文名称：Allergen Injection（Allergen Concentration，only can be used after dilution）

汉语拼音：bianyingyuan zhusheye（xu xishi hou shiyong）

二、成分

有效成分为变应原水溶性蛋白。

三、性状

因变应原注射液种类不同而颜色不同，户尘螨为棕色液体，大籽蒿花粉为棕黄色至深棕色液体，葎草花粉为褐色液体，链隔孢及圆柏花粉为棕黄色至棕色液体，猫毛为淡黄色液体，狗毛及枝状枝孢为淡黄色至黄色液体，洋白蜡及英国梧桐花粉为棕色至深棕色液体，久置可有少许沉淀。

四、适应证

稀释后用于变应原诱发的过敏性鼻炎、过敏性结膜炎及过敏性哮喘的体内特异性诊断（变应原皮内试验）及特异性免疫治疗。

五、规格

总蛋白含量户尘螨、大籽蒿花粉、葎草花粉、英国梧桐花粉变应原注射剂1.75毫克/瓶，5毫升/瓶；圆柏花粉、枝状枝孢变应原注射剂0.40毫克/瓶，5毫升/瓶；洋白蜡花粉变应原注射剂1.50毫克/瓶，5毫升/瓶；猫毛皮屑变应原注射剂0.60毫克/瓶，5毫升/瓶；狗毛皮屑变应原注射剂0.75毫克/瓶，5毫升/瓶；链格孢变应原注射剂0.50毫克/瓶，5毫升/瓶。

六、用法用量

（一）皮内试验

将本品用9毫升/瓶的专用变应原溶媒进行10倍倍比稀释，即取1ml原液置于9ml溶媒中制成1:10稀释液（称1号液），再取1ml 1号液置于9ml溶媒中制成1:100稀释液（称2号液），以此类推，1:1000稀释液（称3号液）。大籽蒿花粉和葎草花粉变应原通常用3号液进行本制剂皮内试验（高度敏感者可选更高稀释度的4号液或5号液做皮内试验）。其他变应原通常用2号液进行本制剂的皮内试验（高度敏感者可选更高稀释度的3号液或4号液做皮内试验）。

方法：将0.02ml 2号液皮内注射于受试者上臂外侧，15分钟后观察结果，以下表所列的标准进行记录。

分级	风团直径（mm）	红晕
"−"	<5	无
"+"	≥5	轻度红晕
"++"	≥10	直径>10mm
"+++"	≥15	同上
"++++"	≥20	同上

注：如有伪足加一级。

（二）免疫治疗

免疫治疗分起始治疗和维持治疗两个阶段。

给药方法：皮下注射；注射部位：上臂外侧，可轮流在左右臂注射。用两指按住上臂皮肤，针头与皮肤表面成30°~60°，进针约1cm。为避免将注射液直接注入血管，注射前应轻轻回抽，皮下注射推注必须缓慢，注射速度控制在1ml/min，每0.2ml回抽一次，如果回抽到血液，应停止注射，弃去被血液污染的注射液，观察患者30分钟，如果无明显全身反应，可重新抽取剩余剂量的注射液再次注射。

1. 起始治疗阶段

（1）起始浓度的选择：起始浓度的选择必须因人而异，主要依据皮肤试验反应强度，原则是反应轻者起始浓度较高，反应重者起始浓度较低。通常皮内试验结果为"+"，起始浓度选择6号液；皮内试验结果"++"~"+++"，选择8号液；如皮内试验大于或等于"++++"，说明患者对该变应原反应强烈，应谨慎选择起始浓度，建议采用皮肤试验终点滴定法确定起始浓度。**皮肤试验终点滴定法**即用从低至高、连续10倍倍比稀释变应原注射液（如10号液、9号液、8号液）为患者做一系列皮内试验，皮肤反应转为阴性时的浓度为终点浓度，选择比终点低一级的浓度作为免疫治疗起始浓度。

（2）起始治疗阶段注射液量递增方法

1）常规方法：从起始浓度开始，由低浓度至高浓度逐渐进行皮下注射，每周两次，每一浓度注射10次。每一浓度注射液量从0.1ml开始，以后依次递增，每次递增0.1ml，到第十次注射液量为1ml，然后更换高一级浓度的变应原注射液（如8号液换成7号液）。当变应原注射液浓度增至1:100（2号液）0.5ml时达到常规治疗的最高浓度，可过渡到维持治疗阶段。

2）改良方法：每一浓度变应原注射液从0.1ml开始，经0.15ml、0.25ml、0.4ml、0.6ml、0.8ml共6次注射后进入高一级浓度注射。改良法可用于稀释度较高的变应原制剂，建议尘螨、真菌等免疫治疗全程采用改良方法，花粉症患者推荐仅在12至6号药用改良方法注射，进入5号以后改用常规脱敏方法。

2. 维持治疗阶段

此阶段变应原浓度和注射液量不再递增，常用维持剂量是1:100（2号液）每次注射0.5ml，每周两次。维持治疗1~2年后可根据症状缓解情况酌情延长注射间隔，如改为每周1次。因患者敏感程度不同，在常规治疗阶段，部分高敏者注射3号液甚至4号液时即出现局部或全身过敏不良反应，故不应强求必须用2号液维持治疗。对高度敏感患者可用较低浓度（如3号液或4号液）维持注射。

维持阶段的注射次数和注射液量可依据患者实际情况由医生调整，最佳维持剂量是指获得最佳临床效果同时无任何严重不良反应时的个体化剂量。根据患者的临床反应，有些患者的最高注射液量可能高于推荐维持剂量，如部分尘螨过敏患者的维持注射液量可达1ml，因此在确保患者安全的前提下，可逐步增加至2号药每次注射1ml维持。但对花粉过敏患者，推荐用0.5毫升/次的剂量进行维持治疗。

起始治疗阶段及维持治疗阶段注射液量参见图2-1、图2-2。

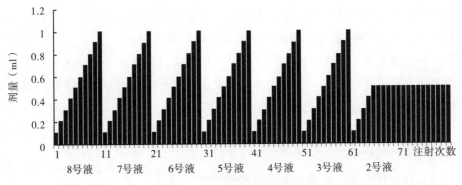

图2-1 常规法免疫治疗方案

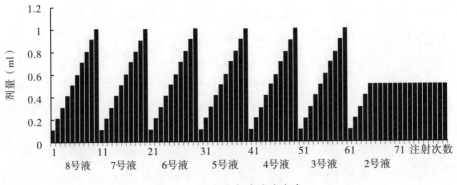

图2-2 改良法免疫治疗方案

（三）免疫治疗的剂量调整

1. 根据中断注射时间调整注射液量

（1）中断注射时间在 2 周之内，无需改变脱敏注射液量。

（2）中断注射时间在 4 周之内，退回至上次剂量的 50%。

（3）中断注射时间在 8 周之内，退回至上一级浓度的最低剂量。

（4）中断注射时间在 12 周之内，退回至上两级浓度的最低剂量。

（5）中断注射时间大于 12 周，从起始浓度重新开始。

2. 根据注射后 24 小时内皮肤局部反应调整注射液量

如果局部风团直径超过 5mm，不再递增剂量，可维持剂量重复注射或降低剂量，待风团直径缩小至 5mm 之内再考虑递增剂量。

3. 根据系统性反应调整剂量

（1）注射后如出现轻微鼻痒、喷嚏、流清涕、咳嗽，可退回至低 1~2 级浓度的最低注射液量。

（2）注射后如出现全身皮疹、荨麻疹、哮喘等中度反应，暂时停止注射，用药物对症治疗控制症状以后退回至低 2~3 级浓度的最低注射液量。

（3）注射后如出现严重哮喘或严重过敏反应，应立即停止注射，需由医生重新评估患者再恢复免疫治疗，恢复注射浓度及剂量应极其谨慎。

（四）变应原暴露高峰季节注射液量调整

1. 建议在变应原暴露高峰季节避免开始相关变应原注射液的免疫治疗。

2. 变应原高峰季节患者如出现临床症状，可选择停止注射或减少变应原注射液量，如患者无症状则无需减少剂量。对出现症状的患者，可暂停免疫治疗，或退回至低一级浓度重复注射最低剂量，同时采取对症治疗措施使患者临床症状获得有效控制，为安全起见，即使患者症状已被控制，在花粉季节仍应减少花粉变应原的注射液量。

（五）维持治疗阶段新包装制剂的剂量调整

维持治疗阶段每次使用新包装注射制剂，首剂不应超过上次剂量的 50%。

七、不良反应

（一）皮内试验

1. 局部不良反应

局部出现风团和红晕，此为正常阳性反应，但如风团和红晕反应过大（风团直径>40mm），应视为局部不良反应。皮试5~6小时后在注射局部可出现迟发相反应，水肿加重，范围扩大，甚至可波及整个前臂，皮肤充血，皮温升高，剧烈瘙痒，胀痛，轻者24小时，重者则需2~3天甚至1周方可逐渐消退。对于局部红肿和瘙痒等迟发反应，轻者可不予处理自行缓解，重度者可进行冷敷、口服抗组胺药、局部使用糖皮质激素外用制剂。如局部反应严重同时合并全身过敏症状者，可在风团或水肿周围多点局部封闭注射1∶1000肾上腺素，成人注射液量不超过0.3~0.5ml，儿童0.01ml/kg体重，最高剂量不超过0.3ml。

2. 全身过敏反应

轻度：表现为过敏性鼻、结膜炎症状，如喷嚏、流涕、眼痒、眼结膜充血水肿。

中度：全身急性荨麻疹或血管性水肿，干咳、胸闷、憋气及哮喘发作。

重度：极为罕见，全身皮痒、充血、风团、血管性水肿、呼吸困难、喘鸣、喉头水肿、窒息、腹痛、尿便失禁、血压下降、晕厥、意识丧失。上述全身不良反应可在皮试后迅速出现（90%在30分钟之内）。

如出现全身性荨麻疹、喉水肿、支气管痉挛及过敏性休克等，应立即于注射部位近心端束止血带，以减少变应原的进一步吸收，同时在上臂皮试处肌内注射1∶1000肾上腺素，成人0.3~0.5毫升/次，儿童0.01ml/kg，最大量不超过0.3ml，5~15分钟可重复注射。

（二）免疫治疗

1. 局部不良反应

免疫治疗注射局部出现风团即视为局部不良反应，局部处理原则同皮内试验，注射液量调整原则参前。长期注射后注射局部可形成硬结，可在注射24小时后局部热敷。

2. 全身不良反应

处理原则同皮内试验。剂量调整原则参前。

八、禁忌

（一）皮内试验

1. 有严重过敏反应病史者慎做皮试。

2. 心脑血管疾病患者。

3. 处于发作期的重度特应性皮炎患者。

4. 处于哮喘发作期者（$FEV_1 \leqslant 75\%$）。

5. 皮试部位有大片皮疹者。

6. 银屑病患者。

（二）免疫治疗

1. 绝对禁忌证

（1）严重自身免疫性疾病、心血管疾病、癌症及慢性感染性疾病者。

（2）哮喘控制不满意，即使用最佳药物治疗，肺功能仍持续降低，$FEV_1 <$ 预测值70%的患者。

（3）应用 β 受体阻断剂治疗（包括局部应用）者。

（4）不合作或有严重心理或精神疾病的患者。

2. 相对禁忌证

（1）妊娠：目前尚无该药致畸危险的文献报道，因起始阶段治疗有诱发严重过敏反应的风险，可能对胎儿不利，故对于妊娠或计划妊娠的女性不建议开始新的免疫治疗，对维持治疗过程中妊娠的患者，可在详细询问病史并得到患者同意后继续进行。维持治疗对患者如有任何诱发不良反应的风险，均应建议中止原有治疗。

（2）重症特应性皮炎急性发作期应暂时中止免疫治疗，待症状缓解后方可恢复。

九、注意事项

（一）皮内试验

1. 皮试前应停用口服抗组胺药，停药时间应长于5个半衰期，一般抗组胺药应停药3天，长效抗组胺药（如阿司米唑）应停药4~6周，否则可能造成假阴性反应。

2. 全身用糖皮质激素对皮肤试验有一定影响，是否需停药，应由医生判断，不建议为做皮试停用全身治疗用药。

3. 皮肤划痕征可能引起皮试的假阳性反应。

4. 考虑到婴幼儿的耐受性，对5岁以下小儿首先考虑采用体外试验。

5. 应备有抢救严重过敏反应的设备、药物和应急预案，常备注射用 1：1000 肾上腺素和抢救车。

（二）免疫治疗

1. 临床确诊变应原过敏者方可用本制剂进行免疫治疗，不可滥用。

2. 应在国家卫生行政管理部门认可的、有严重过敏反应抢救设备及资质的正规医疗机构注射，**严禁患者在家中自行注射。否则后果自负！**

3. 每次注射后需嘱患者在医院观察 30 分钟，以免发生严重不良反应而无法得到及时处理。

4. 注射前及注射后当天不要饮酒、热水沐浴或参加剧烈运动，以免加速变应原的吸收，诱发严重不良反应。

5. 在免疫治疗过程中，如遇感冒（特别是发热）、哮喘发作、注射其他传染病疫苗等情况，应推迟注射，推迟时间及何时继续治疗请遵医嘱。

6. 如中断注射，延迟时间超过 2 周者，继续治疗需调整注射液量，具体调整方案参前或遵医嘱。

7. 在免疫治疗过程中，如需应用 β 受体阻断剂（如美托洛尔）治疗，需暂停免疫治疗。

8. 每次注射前，必须认真核对注射液的变应原种类、浓度，以及注射液量，确保变应原成分准确无误。

9. 换用新批号注射液时，应适当降低第一针的注射液量（如用 2 号液 0.5 毫升/次维持治疗者，换新批号注射液先从 0.2 毫升/次开始，逐渐增至 0.5 毫升/次维持。）

10. 应备有注射用 1：1000 肾上腺素，以供偶发严重过敏反应时抢救用。

11. 注射本制剂前一周和后一周内（共两周时间内）不建议注射其他疫苗。

12. 建议哮喘患者在免疫治疗期间常规做呼气峰流速监测，当峰流速值比个人最佳值下降超过 20% 时应暂停免疫治疗，并及时用平喘药物控制症状，待症状缓解才可恢复免疫治疗。

13. 如需同时分别注射两类变应原注射液，两次注射间隔应为 30 分钟以上，并分别于左右两侧上臂注射。

十、贮藏

2~8℃ 避光保存和运输，防止冻结。

十一、包装规格

中性硼硅玻璃管制注射剂瓶，总蛋白含量0.4~1.75毫克/瓶，5毫升/瓶。

十二、有效期

暂定 12 个月。

十三、配制单位

配制单位名称：中国医学科学院北京协和医院

配制地址：北京市通州区台湖镇新华联工业园区 1 号厂房

联系电话：010-52118971，52105935（传真）

第二节 户尘螨变应原注射剂

本制剂仅限本医疗机构使用

本制剂必须在经变态反应专业培训并有免疫治疗经验的医生指导下使用

本制剂每次注射必须在有严重过敏反应抢救设备和资质的医疗单位进行

一、制剂名称

中文名称：户尘螨变应原注射液（须稀释后使用）

英文名称：Dermatophagoides Pteronyssinus Allergen Injection（Allergen Concentration, only can be used after dilution）

汉语拼音：huchenman bianyingyuan zhusheye（xu xishi hou shiyong）

二、成分

有效成分为户尘螨水溶性蛋白。

三、性状

棕色至棕褐色液体，久置可有少许沉淀。

四、适应证

稀释后用于户尘螨诱发的过敏性鼻炎、过敏性结膜炎及过敏性哮喘的体内特异性诊断（变应原皮内试验）及特异性免疫治疗。

注：户尘螨变应原见图 2-23。

五、规格

总蛋白含量 1.75 毫克/瓶，5 毫升/瓶。

六、用法用量

（一）皮内试验

将本品用 9 毫升/瓶的专用变应原溶媒进行 10 倍倍比稀释，即取 1ml 原液置于 9ml 溶媒中制成 1∶10 稀释液（称 1 号液），再取 1ml 1 号液置于 9ml 溶媒中制成 1∶100 稀释液（称 2 号液），以此类推。通常用 2 号液进行本制剂的皮内试验（高度敏感者可选更高稀释度的 3 号或 4 号液做皮内试验）。

方法：将 0.02ml 2 号液皮内注射于受试者上臂内侧，15 分钟后观察结果，以下表所列的标准进行记录。

分级	风团直径（mm）	红晕
"–"	<5	无
"+"	≥5	轻度红晕
"++"	≥10	直径>10mm
"+++"	≥15	同上
"++++"	≥20	同上

注：如有伪足加一级。

（二）免疫治疗

免疫治疗分起始治疗和维持治疗两个阶段。

给药方法：皮下注射；注射部位：上臂内侧，可轮流在左右臂注射。用两指按住上臂皮肤，针头与皮肤表面成 30°~60°，进针约 1cm。为避免将注射液直接注入血管，注射前应轻轻回抽，皮下注射推注必须缓慢，注射速度控制在 1ml/min，每 0.2ml 回抽一次，如果回抽到血液，应停止注射，弃去被血液污染的注射液，观察患者 30 分钟，如果无明显全身反应，可重新抽取剩余剂量的注

射液再次注射。

1. 起始治疗阶段

（1）起始浓度的选择：起始浓度的选择必须因人而异，主要依据皮肤试验反应强度，原则是反应轻者起始浓度较高，反应重者起始浓度较低。通常皮内试验结果为"+"，起始浓度选择6号液；皮内试验结果"++"～"+++"，选择8号液；如皮内试验≥"++++"，说明患者对该变应原反应强烈，应谨慎选择起始浓度，建议采用皮肤试验终点滴定法确定起始浓度。皮肤试验终点滴定法即用从低至高、连续10倍倍比稀释变应原注射液（如10号液、9号液、8号液）为患者做一系列皮内试验，皮肤反应转为阴性时的浓度为终点浓度，选择比终点低一级的浓度作为免疫治疗起始浓度。

（2）起始治疗阶段注射液量递增方法

1）常规方法：从起始浓度开始，由低浓度至高浓度逐渐进行皮下注射，每周两次，每一浓度注射10次。每一浓度注射液量从0.1ml开始，以后依次递增，每次递增0.1ml，到第十次注射液量为1ml，然后更换高一级浓度的变应原注射液（如8号液换成7号液）。当变应原注射液浓度增至1∶100（2号液）0.5ml时达到常规治疗的最高浓度，可过渡到维持治疗阶段。

2）改良方法：每一浓度变应原注射液从0.1ml开始，经0.15ml、0.25ml、0.4ml、0.6ml、0.8ml共6次注射后进入高一级浓度注射。改良法可用于稀释度较高的变应原制剂，建议尘螨、真菌等免疫治疗全程采用改良方法，花粉症患者推荐仅在12至6号药用改良方法注射，进入5号以后改用常规脱敏方法。

2. 维持治疗阶段

此阶段变应原浓度和注射液量不再递增，常用维持剂量是1∶100（2号液）每次注射0.5ml，每周两次。维持治疗1～2年后可根据症状缓解情况酌情延长注射间隔，如改为每周1次。因患者敏感程度不同，在常规治疗阶段，部分高敏者注射3号甚至4号液时即出现局部或全身过敏不良反应，故不应强求必须用2号液维持治疗。对高度敏感患者可用较低浓度（如3号液或4号液）维持注射。

维持阶段的注射次数和注射液量可依据患者实际情况由医生调整，最佳维持剂量是指获得最佳临床效果同时无任何严重不良反应时的个体化剂量。根据患者的临床反应，有些患者的最高注射液量可能高于推荐维持剂量，如部分尘螨过敏患者的维持注射液量可达1ml，因此在确保患者安全的前提下，可逐步增加至2号药每次注射1ml维持。但对花粉过敏患者，推荐用0.5毫升/次的剂量进行维

持治疗。

起始治疗阶段及维持治疗阶段注射液量见图2-3、图2-4。

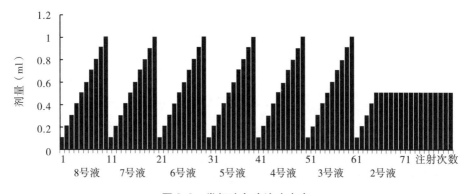

图2-3　常规法免疫治疗方案

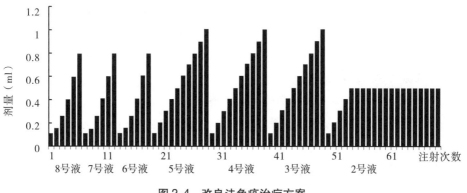

图2-4　改良法免疫治疗方案

3. 免疫治疗的剂量调整

（1）根据中断注射时间调整注射液量

1）中断注射时间在2周之内，无需改变脱敏注射液量。

2）中断注射时间在4周之内，退回至上次剂量的50%。

3）中断注射时间在8周之内，退回至上一级浓度的最低剂量。

4）中断注射时间在12周之内，退回至上两级浓度的最低剂量。

5）中断注射时间大于 12 周，从起始浓度重新开始。

（2）根据注射后 24 小时内皮肤局部反应调整注射液量：如果局部风团直径超过 5mm，不再递增剂量，可维持剂量重复注射或降低剂量，待风团直径缩小至 5mm 之内再考虑递增剂量。

（3）根据系统性反应调整剂量

1）注射后如出现轻微鼻痒、喷嚏、流清涕、咳嗽，可退回至低 1~2 级浓度的最低注射液量。

2）注射后出现全身皮疹、荨麻疹、哮喘等中度反应，暂时停止注射，用药物对症治疗控制症状以后退回至低 2~3 级浓度的最低注射液量。

3）注射后如出现严重哮喘或严重过敏反应，应立即停止注射，需由医生重新评估患者再恢复免疫治疗，恢复注射浓度及剂量应极其谨慎。

4. 变应原暴露高峰季节注射液量调整

（1）建议在变应原暴露高峰季节避免开始相关变应原注射液的免疫治疗。

（2）变应原高峰季节患者如出现临床症状，可选择停止注射或减少变应原注射液量，如患者无症状则无需减少剂量。对出现症状的患者，可暂停免疫治疗，或退回至低一级浓度重复注射最低剂量，同时采取对症治疗措施使患者临床症状获得有效控制，为安全起见，即使患者症状已被控制，在花粉季节仍应减少花粉变应原的注射液量。

5. 维持治疗阶段新包装制剂的剂量调整

维持治疗阶段每次使用新包装注射制剂，首剂不应超过上次剂量的 50%。

七、不良反应

（一）皮内试验

1. 局部不良反应

局部出现风团和红晕，此为正常阳性反应，但如风团和红晕反应过大（风团直径>40mm），应视为局部不良反应。皮试 5~6 小时后在注射局部可出现迟发相反应，水肿加重，范围扩大，甚至可波及整个前臂，皮肤充血，皮温升高，剧烈瘙痒，胀痛，轻者 24 小时，重者则需 2~3 天甚至 1 周方可逐渐消退。对于局部红肿和瘙痒等迟发反应，轻者可不予处理自行缓解，重度者可进行冷敷、口服抗组胺药、局部使用糖皮质激素外用制剂。如局部反应严重同时合并全身过敏症状

者，可在风团或水肿周围多点局部封闭注射 1∶1000 肾上腺素，成人注射液量不超过 0.3~0.5ml，儿童 0.01ml/kg，最高剂量不超过 0.3ml。

2. 全身过敏反应

轻度：表现为过敏性鼻、结膜炎症状，如喷嚏、流涕、眼痒、眼结膜充血水肿。

中度：全身急性荨麻疹或血管性水肿，干咳、胸闷，憋气及哮喘发作。

重度：极为罕见，全身皮痒、充血、风团、血管性水肿、呼吸困难、喘鸣、喉头水肿、窒息、腹痛、尿便失禁、血压下降、晕厥、意识丧失。上述全身不良反应可在皮试后迅速出现（90%在 30 分钟之内）。

如出现全身性荨麻疹、喉水肿、支气管痉挛及过敏性休克等，应立即于注射部位近心端束止血带，以减少变应原的进一步吸收，同时在上臂皮试处肌内注射 1∶1000 肾上腺素，成人 0.3~0.5ml/次，儿童 0.01ml/kg，最大量不超过 0.3ml，5~15 分钟可重复注射。

（二）免疫治疗

1. 局部不良反应

免疫治疗注射局部出现风团即视为局部不良反应，局部处理原则同皮内试验，注射液量调整原则参前。长期注射后注射局部可形成硬结，可在注射 24 小时后局部热敷。

2. 全身不良反应

处理原则同皮内试验。剂量调整原则参前。

八、禁忌

（一）皮内试验

1. 有严重过敏反应病史者慎做皮试。

2. 心脑血管疾病患者。

3. 处于发作期的重度特应性皮炎患者。

4. 处于哮喘发作期者（$FEV_1 \leqslant 75\%$）。

5. 皮试部位有大片皮疹者。

6. 银屑病患者。

（二）免疫治疗

1. 绝对禁忌证

（1）严重自身免疫性疾病、心血管疾病、癌症及慢性感染性疾病者。

（2）哮喘控制不满意，即使用最佳药物治疗，肺功能仍持续降低，FEV_1 低于预测值 70% 的患者。

（3）应用 β 受体阻断剂治疗（包括局部应用）者。

（4）不合作或有严重心理或精神疾病的患者。

2. 相对禁忌证

（1）妊娠

目前尚无该药致畸危险的文献报道，因起始阶段治疗有诱发严重过敏反应的风险，可能对胎儿不利，故对于妊娠或计划妊娠的女性不建议开始新的免疫治疗，对维持治疗过程中妊娠的患者，可在详细询问病史并得到患者同意后继续进行。维持治疗对患者如有任何诱发不良反应的风险，均应建议中止原有治疗。

（2）重症特应性皮炎急性发作期应暂时中止免疫治疗，待症状缓解后方可恢复。

九、注意事项

（一）皮内试验

1. 皮试前应停用口服抗组胺药，停药时间应长于 5 个半衰期，一般抗组胺药应停药 3 天，长效抗组胺药（如阿司米唑）应停药 4~6 周，否则可能造成假阴性反应。

2. 全身用糖皮质激素对皮肤试验有一定影响，是否需停药，应由医生判断，不建议为做皮试停用全身治疗用药。

3. 皮肤划痕征可能引起皮试的假阳性反应。

4. 考虑到婴幼儿的耐受性，对 5 岁以下小儿首先考虑采用体外试验。

5. 应备有抢救严重过敏反应的设备、药物和应急预案，常备注射用 1∶1000 肾上腺素和抢救车。

（二）免疫治疗

1. 临床确诊户尘螨变应原过敏者方可用本制剂进行免疫治疗，不可滥用。

2. 应在国家卫生行政管理部门认可的、有严重过敏反应抢救设备及资质的正规医疗机构注射，**严禁患者在家中自行注射。否则后果自负！**

3. 每次注射后需嘱患者在医院观察30分钟，以免发生严重不良反应而无法得到及时处理。

4. 注射前及注射后当天不要饮酒、洗热水澡或参加剧烈运动，以免加速变应原的吸收，诱发严重不良反应。

5. 在免疫治疗过程中，如遇感冒（特别是发热）、哮喘发作、注射其他传染病疫苗等情况，应推迟注射，推迟时间及何时继续治疗请遵医嘱。

6. 如中断注射，延迟时间超过2周者，继续治疗需调整注射液量，具体调整方案参前或遵医嘱。

7. 在免疫治疗过程中，如需应用β受体阻断剂（如美托洛尔）治疗，需暂停免疫治疗。

8. 每次注射前，必须认真核对注射液的变应原种类、浓度，以及注射液量，确保变应原成分准确无误。

9. 换用新批号注射液时，应适当降低第一针的注射液量（如用2号液0.5毫升/次维持治疗者，换新批号注射液先从0.2毫升/次开始，逐渐增至0.5毫升/次维持。）

10. 应备有注射用1∶1000肾上腺素，以供偶发严重过敏反应时抢救用。

11. 注射本制剂前一周和后一周内（共2周时间内）不建议注射其他疫苗。

12. 建议哮喘患者在免疫治疗期间常规做呼气峰流速监测，当峰流速值比个人最佳值下降超过20%时应暂停免疫治疗，并及时用平喘药物控制症状，待症状缓解才可恢复免疫治疗。

13. 如需同时分别注射两类变应原注射液，两次注射间隔应为30分钟以上，并分别于左右两侧上臂注射。

十、贮藏

2~8℃避光保存和运输，防止冻结。

十一、包装规格

中性硼硅玻璃管制注射剂瓶，总蛋白含量1.75毫克/瓶，5毫升/瓶。

十二、有效期

暂定 12 个月。

十三、配置单位

配制单位名称：中国医学科学院北京协和医院
配制地址：北京市通州区台湖镇新华联工业园区 1 号厂房
联系电话：010-52118971，52105935（传真）

第三节　大籽蒿花粉变应原注射液

本制剂仅限本医疗机构使用

本制剂必须在经变态反应专业培训并有免疫治疗经验的医生指导下使用

本制剂每次注射必须在有严重过敏反应抢救设备和资质的医疗单位进行

一、制剂名称

中文名称：大籽蒿花粉变应原注射液（须稀释后使用）

英文名称：Artemisia Sieversiana Pollen Allergen Injection（Allergen Concentration, only can be used after dilution）

汉语拼音：dazihao huafen bianyingyuan zhushye（xu xishi hou shiyong）

二、成分

有效成分为大籽蒿花粉水溶性蛋白。

三、性状

棕黄色至深棕色液体，久置可有少许沉淀。

四、适应证

稀释后用于大籽蒿花粉诱发的过敏性鼻炎、过敏性结膜炎及过敏性哮喘的体内特异性诊断（变应原皮内试验）及特异性免疫治疗。

注：大籽蒿花粉变应原见图2-24。

五、规格

总蛋白含量 1.75 毫克/瓶，5 毫升/瓶。

六、用法用量

（一）皮内试验

将本品用 9 毫升/瓶的专用变应原溶媒进行 10 倍倍比稀释，即取 1ml 原液置于 9ml 溶媒中制成 1∶100 稀释液（称 2 号液），以此类推，1∶1000 稀释液（称 3 号液）。通常用 3 号液进行本制剂皮内试验（高度敏感者可选更高稀释度的 4 号液或 5 号液做皮内试验）。方法：将 0.02ml 3 号液皮内注射于受试者上臂内侧，15 分钟后观察结果，以下表所列的标准进行记录。

分级	风团直径（mm）	红晕
"−"	<5	无
"+"	≥5	轻度红晕
"++"	≥10	直径>10mm
"+++"	≥15	同上
"++++"	≥20	同上

注：如有伪足加一级。

（二）免疫治疗

免疫治疗分起始治疗和维持治疗两个阶段。

给药方法：皮下注射；注射部位：上臂内侧，可轮流在左右臂注射。用两指按住上臂皮肤，针头与皮肤表面成 30°~60°，进针约 1cm。为避免将注射液直接注入血管，注射前应轻轻回抽，皮下注射推注必须缓慢，注射速度控制在 1ml/min，每 0.2ml 回抽一次，如果回抽到血液，应停止注射，弃去被血液污染的注射液，观察患者 30 分钟，如果无明显全身反应，可重新抽取剩余剂量的注射液再次注射。

1. 起始治疗阶段

（1）起始浓度的选择：起始浓度的选择必须因人而异，主要依据皮肤试验反应强度，原则是反应轻者起始浓度较高，反应重者起始浓度较低。通常皮内试验结果为"+"，起始浓度选择 6 号液；皮内试验结果"++"~"+++"，选择 8 号液；如皮内试验大于或等于"++++"，说明患者对该变应原反应强烈，应谨慎选择起始浓度，建议采用皮肤试验终点滴定法确定起始浓度。皮肤试验终点滴定法即用从低至高、连续 10 倍倍比稀释变应原注射液（如 10 号液、9 号液、8 号液）为患者做一系列皮内试验，皮肤反应转为阴性时的浓度为终点浓度，选择比终点低一级的浓度作为免疫治疗起始浓度。

（2）起始治疗阶段注射液量递增方法

1）常规方法：从起始浓度开始，由低浓度至高浓度逐渐进行皮下注射，每周两次，每一浓度注射 10 次。每一浓度注射液量从 0.1ml 开始，以后依次递增，每次递增 0.1ml，到第十次注射液量为 1ml，然后更换高一级浓度的变应原注射液（如 8 号液换成 7 号液）。当变应原注射液浓度增至 1∶100（2 号液）0.5ml 时达到常规治疗的最高浓度，可过渡到维持治疗阶段。

2）改良方法：每一浓度变应原注射液从 0.1ml 开始，经 0.15ml、0.25ml、0.4ml、0.6ml、0.8ml 共 6 次注射后进入高一级浓度注射。改良法可用于稀释度较高的变应原制剂，建议尘螨、真菌等免疫治疗全程采用改良方法，花粉症患者推荐仅在 12 至 6 号药用改良方法注射，进入 5 号以后改用常规脱敏方法。

2. 维持治疗阶段

此阶段变应原浓度和注射液量不再递增，常用维持剂量是 1∶100（2 号液）每次注射 0.5ml，每周两次。维持治疗 1~2 年后可根据症状缓解情况酌情延长注射间隔，如改为每周 1 次。因患者敏感程度不同，在常规治疗阶段，部分高敏者注射 3 号甚至 4 号液时即出现局部或全身过敏不良反应，故不应强求必须用 2 号液维持治疗。对高度敏感患者可用较低浓度（如 3 号液或 4 号液）维持注射。

维持阶段的注射次数和注射液量可依据患者实际情况由医生调整，最佳维持剂量是指获得最佳临床效果同时无任何严重不良反应时的个体化剂量。根据患者的临床反应，有些患者的最高注射液量可能高于推荐维持剂量，如部分尘螨过敏患者的维持注射液量可达 1ml，因此在确保患者安全的前提下，可逐步增加至 2 号药每次注射 1ml 维持。但对花粉过敏患者，推荐用 0.5 毫升/次的剂量进行维持治疗。

起始治疗阶段及维持治疗阶段注射液量见图2-5、图2-6。

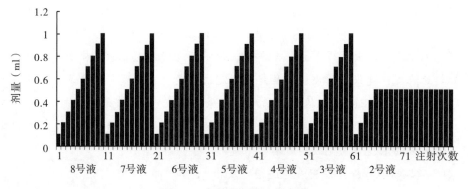

图2-5　常规法免疫治疗方案

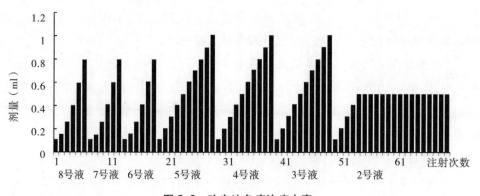

图2-6　改良法免疫治疗方案

3. 免疫治疗的剂量调整

（1）根据中断注射时间调整注射液量

1）中断注射时间在2周之内，无需改变脱敏注射液量。

2）中断注射时间在4周之内，退回至上次剂量的50%。

3）中断注射时间在8周之内，退回至上一级浓度的最低剂量。

4）中断注射时间在12周之内，退回至上两级浓度的最低剂量。

5）中断注射时间大于12周，从起始浓度重新开始。

（2）根据注射后 24 小时内皮肤局部反应调整注射液量

如果局部风团直径超过 5mm，不再递增剂量，可维持剂量重复注射或降低剂量，待风团直径缩小至 5mm 之内再考虑递增剂量。

（3）根据系统性反应调整剂量

1）注射后如出现轻微鼻痒、喷嚏、流清涕、咳嗽，可退回至低 1~2 级浓度的最低注射液量。

2）注射后出现全身皮疹、荨麻疹、哮喘等中度反应，暂时停止注射，用药物对症治疗控制症状以后退回至低 2~3 级浓度的最低注射液量。

3）注射后如出现严重哮喘或严重过敏反应，应立即停止注射，需由医生重新评估患者再恢复免疫治疗，恢复注射浓度及剂量应极其谨慎。

4. 变应原暴露高峰季节注射液量调整

（1）建议在变应原暴露高峰季节避免开始相关变应原注射液的免疫治疗。

（2）变应原高峰季节患者如出现临床症状，可选择停止注射或减少变应原注射液量，如患者无症状则无需减少剂量。对出现症状的患者，可暂停免疫治疗，或退回至低一级浓度重复注射最低剂量，同时采取对症治疗措施使患者临床症状获得有效控制，为安全起见，即使患者症状已被控制，在花粉季节仍应减少花粉变应原的注射液量。

5. 维持治疗阶段新包装制剂的剂量调整

维持治疗阶段每次使用新包装注射制剂，首剂不应超过上次剂量的 50%。

七、不良反应

（一）皮内试验

1. 局部不良反应

局部出现风团和红晕，此为正常阳性反应，但如风团和红晕反应过大（风团直径>40mm），应视为局部不良反应。皮试 5~6 小时后在注射局部可出现迟发相反应，水肿加重，范围扩大，甚至可波及整个前臂，皮肤充血，皮温升高，剧烈瘙痒，胀痛，轻者 24 小时，重者则需 2~3 天甚至 1 周方可逐渐消退。对于局部红肿和瘙痒等迟发反应，轻者可不予处理自行缓解，重度者可进行冷敷、口服抗组胺药、局部使用糖皮质激素外用制剂。如局部反应严重同时合并全身过敏症状者，可在风团或水肿周围多点局部封闭注射 1：1000 肾上腺素，成人注射液量不超过 0.3~0.5ml，儿童 0.01ml/kg 体重，最高剂量不超过 0.3ml。

2. 全身过敏反应

轻度：表现为过敏性鼻炎、结膜炎症状，如喷嚏、流涕、眼痒、眼结膜充血水肿。

中度：全身急性荨麻疹或血管性水肿，干咳、胸闷，憋气及哮喘发作。

重度：极为罕见，全身皮痒、充血、风团、血管性水肿、呼吸困难、喘鸣、喉头水肿、窒息、腹痛、尿便失禁、血压下降、晕厥、意识丧失。上述全身不良反应可在皮试后迅速出现（90%在 30 分钟之内）。

如出现全身性荨麻疹、喉水肿、支气管痉挛及过敏性休克等，应立即于注射部位近心端束止血带，以减少变应原的进一步吸收，同时在上臂皮试处肌内注射 1∶1000 肾上腺素，成人 0.3~0.5 毫升/次，儿童 0.01ml/kg，最大量不超过 0.3ml，5~15 分钟可重复注射。

（二）免疫治疗

1. 局部不良反应

免疫治疗注射局部出现风团即视为局部不良反应，局部处理原则同皮内试验，注射液量调整原则参前。长期注射后注射局部可形成硬结，可在注射 24 小时后局部热敷。

2. 全身不良反应

处理原则同皮内试验。剂量调整原则参前。

八、禁忌

（一）皮内试验

1. 有严重过敏反应病史者慎做皮试。

2. 心脑血管疾病患者。

3. 处于发作期的重度特应性皮炎患者。

4. 处于哮喘发作期者（$FEV_1 \leq 75\%$）。

5. 皮试部位有大片皮疹者。

6. 银屑病患者。

（二）免疫治疗

1. 绝对禁忌证

（1）严重自身免疫性疾病、心血管疾病、癌症及慢性感染性疾病者。

（2）哮喘控制不满意，即使用最佳药物治疗，肺功能仍持续降低，FEV_1 低于预测值 70% 的患者。

（3）应用 β 受体阻断剂治疗（包括局部应用）者。

（4）不合作或有严重心理或精神疾病的患者。

2. 相对禁忌证

（1）妊娠：目前尚无该药致畸危险的文献报道，因起始阶段治疗有诱发严重过敏反应的风险，可能对胎儿不利，故对于妊娠或计划妊娠的女性不建议开始新的免疫治疗，对维持治疗过程中妊娠的患者，可在详细询问病史并得到患者同意后继续进行。维持治疗对患者如有任何诱发不良反应的风险，均应建议中止原有治疗。

（2）重症特应性皮炎急性发作期应暂时中止免疫治疗，待症状缓解后方可恢复。

九、注意事项

（一）皮内试验

1. 皮试前应停用口服抗组胺药，停药时间应长于 5 个半衰期，一般抗组胺药应停药 3 天，长效抗组胺药（如阿司米唑）应停药 4~6 周，否则可能造成假阴性反应。

2. 全身用糖皮质激素对皮肤试验有一定影响，是否需停药，应由医生判断，不建议为做皮试停用全身治疗用药。

3. 皮肤划痕征可能引起皮试的假阳性反应。

4. 考虑到婴幼儿的耐受性，对 5 岁以下小儿首先考虑采用体外试验。

5. 应备有抢救严重过敏反应的设备、药物和应急预案，常备注射用 1：1000 肾上腺素和抢救车。

（二）免疫治疗

1. 临床确诊大籽蒿花粉变应原过敏者方可用本制剂进行免疫治疗，不可滥用。

2. 应在国家卫生行政管理部门认可的、有严重过敏反应抢救设备及资质的正规医疗机构注射，**严禁患者在家中自行注射。否则后果自负！**

3. 每次注射后需嘱患者在医院观察 30 分钟，以免发生严重不良反应而无法得到及时处理。

4. 注射前及注射后当天不要饮酒、热水沐浴或参加剧烈运动，以免加速变应原的吸收，诱发严重不良反应。

5. 在免疫治疗过程中，如遇感冒（特别是发热）、哮喘发作、注射其他传染病疫苗等情况，应推迟注射，推迟时间及何时继续治疗请遵医嘱。

6. 如中断注射，延迟时间超过 2 周者，继续治疗需调整注射液量，具体调整方案参前或遵医嘱。

7. 在免疫治疗过程中，如需应用 β 受体阻断剂（如美托洛尔）治疗，需暂停免疫治疗。

8. 每次注射前，必须认真核对注射液的变应原种类、浓度，以及注射液量，确保变应原成分准确无误。

9. 换用新批号注射液时，应适当降低第一针的注射液量（如用 2 号液 0.5 毫升/次维持治疗者，换新批号注射液先从 0.2 毫升/次开始，逐渐增至 0.5 毫升/次维持。）

10. 应备有注射用 1：1000 肾上腺素，以供偶发严重过敏反应时抢救用。

11. 注射本制剂前一周和后一周内（共 2 周时间内）不建议注射其他疫苗。

12. 建议哮喘患者在免疫治疗期间常规做呼气峰流速监测，当峰流速值比个人最佳值下降超过 20% 时应暂停免疫治疗，并及时用平喘药物控制症状，待症状缓解才可恢复免疫治疗。

13. 如需同时分别注射两类变应原注射液，两次注射间隔应为 30 分钟以上，并分别于左右两侧上臂注射。

十、贮藏

2~8℃ 避光保存和运输，防止冻结。

十一、包装规格

中性硼硅玻璃管制注射剂瓶，总蛋白含量 1.75 毫克/瓶，5 毫升/瓶。

十二、有效期

暂定 12 个月。

十三、配制单位

配制单位名称：中国医学科学院北京协和医院

配制地址：北京市通州区台湖镇新华联工业园区 1 号厂房

联系电话：010-52118971，52105935（传真）

第四节　葎草花粉变应原注射剂

本制剂仅限医疗机构使用

本制剂必须在经变态反应专业培训并有免疫治疗经验的医生指导下使用

本制剂每次注射必须在有严重过敏反应抢救设备和资质的医疗单位进行

一、制剂名称

中文名称：葎草花粉变应原注射液（须稀释后使用）

英文名称：Humulus scandens Pollen Allergen Injection（Allergen Concentration，only can be used after dilution）

汉语拼音：lücao huafen bianyingyuan zhusheye（xu xishi hou shiyong）

二、成分

有效成分为葎草花粉水溶性蛋白。

三、性状

褐色液体，久置可有少许沉淀。

四、适应证

稀释后用于葎草花粉诱发的过敏性鼻炎、过敏性结膜炎及过敏性哮喘的体内特异性诊断（变应原皮内试验）及特异性免疫治疗。

注：葎草花粉变应原见图 2-25。

五、规格

总蛋白含量 1.75 毫克/瓶，5 毫升/瓶。

六、用法用量

（一）皮内试验

将本品用 9 毫升/瓶的专用变应原溶媒进行 10 倍倍比稀释，即取 1ml 原液置于 9ml 溶媒中制成 1：10 稀释液（称 1 号液），再取 1ml 1 号液置于 9ml 溶媒中制成 1：100 稀释液（称 2 号液），以此类推，1：1000 稀释液（称 3 号液）。通常用 3 号液进行本制剂皮内试验（高度敏感者可选更高稀释度的 4 号液或 5 号液做皮内试验）。方法：将 0.02ml 3 号液皮内注射于受试者上臂内侧，15 分钟后观察结果，以下表所列的标准进行记录。

分级	风团直径（mm）	红晕
"-"	<5	无
"+"	≥5	轻度红晕
"++"	≥10	直径>10mm
"+++"	≥15	同上
"++++"	≥20	同上

注：如有伪足加一级。

（二）免疫治疗

免疫治疗分起始治疗和维持治疗两个阶段。

给药方法：皮下注射；注射部位：上臂内侧，可轮流在左右臂注射。用两指按住上臂皮肤，针头与皮肤表面成 30°~60°，进针约 1cm。为避免将注射液直接注入血管，注射前应轻轻回抽，皮下注射推注必须缓慢，注射速度控制在 1ml/min，每 0.2ml 回抽一次，如果回抽到血液，应停止注射，弃去被血液污染的注射液，观察患者 30 分钟，如果无明显全身反应，可重新抽取剩余剂量的注

射液再次注射。

1. 起始治疗阶段

（1）起始浓度的选择：起始浓度的选择必须因人而异，主要依据皮肤试验反应强度，原则是反应轻者起始浓度较高，反应重者起始浓度较低。通常皮内试验结果为"+"，起始浓度选择 6 号液；皮内试验结果"++"～"+++"，选择 8 号液；如皮内试验大于或等于"++++"，说明患者对该变应原反应强烈，应谨慎选择起始浓度，建议采用皮肤试验终点滴定法确定起始浓度。皮肤试验终点滴定法即用从低至高、连续 10 倍倍比稀释变应原注射液（如 10 号液、9 号液、8 号液）为患者做一系列皮内试验，皮肤反应转为阴性时的浓度为终点浓度，选择比终点低一级的浓度作为免疫治疗起始浓度。

（2）起始治疗阶段注射液量递增方法

1）常规方法：从起始浓度开始，由低浓度至高浓度逐渐进行皮下注射，每周两次，每一浓度注射 10 次。每一浓度注射液量从 0.1ml 开始，以后依次递增，每次递增 0.1ml，到第十次注射液量为 1ml，然后更换高一级浓度的变应原注射液（如 8 号液换成 7 号液）。当变应原注射液浓度增至 1∶100（2 号液）0.5ml 时达到常规治疗的最高浓度，可过渡到维持治疗阶段。

2）改良方法：每一浓度变应原注射液从 0.1ml 开始，经 0.15ml、0.25ml、0.4ml、0.6ml、0.8ml 共 6 次注射后进入高一级浓度注射。改良法可用于稀释度较高的变应原制剂，建议尘螨、真菌等免疫治疗全程采用改良方法，花粉症患者推荐仅在 12 至 6 号药用改良方法注射，进入 5 号以后改用常规脱敏方法。

2. 维持治疗阶段

此阶段变应原浓度和注射液量不再递增，常用维持剂量是 1∶100（2 号液）每次注射 0.5ml，每周两次。维持治疗 1~2 年后可根据症状缓解情况酌情延长注射间隔，如改为每周 1 次。因患者敏感程度不同，在常规治疗阶段，部分高敏者注射 3 号甚至 4 号液时即出现局部或全身过敏不良反应，故不应强求必须用 2 号液维持治疗。对高度敏感患者可用较低浓度（如 3 号液或 4 号液）维持注射。

维持阶段的注射次数和注射液量可依据患者实际情况由医生调整，最佳维持剂量是指获得最佳临床效果同时无任何严重不良反应时的个体化剂量。根据患者的临床反应，有些患者的最高注射液量可能高于推荐维持剂量，如部分尘螨过敏患者的维持注射液量可达 1ml，因此在确保患者安全的前提下，可逐步增加至 2 号药每次注射 1ml 维持。但对花粉过敏患者，推荐用 0.5 毫升/次的剂量进行维持治疗。

起始治疗阶段及维持治疗阶段注射液量见图 2-7、图 2-8。

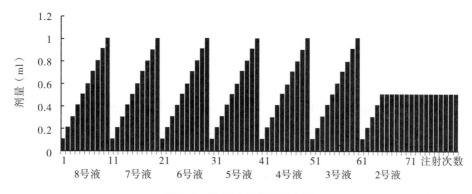

图 2-7　常规法免疫治疗方案

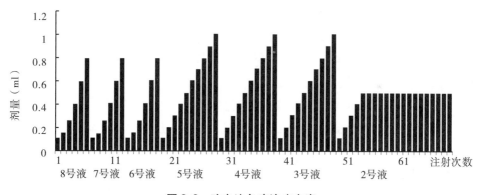

图 2-8　改良法免疫治疗方案

3. 免疫治疗的剂量调整

（1）根据中断注射时间调整注射液量

1）中断注射时间在 2 周之内，无需改变脱敏注射液量。

2）中断注射时间在 4 周之内，退回至上次剂量的 50%。

3）中断注射时间在 8 周之内，退回至上一级浓度的最低剂量。

4）中断注射时间在 12 周之内，退回至上两级浓度的最低剂量。

5）中断注射时间大于 12 周，从起始浓度重新开始。

（2）根据注射后 24 小时内皮肤局部反应调整注射液量

如果局部风团直径超过 5mm，不再递增剂量，可维持剂量重复注射或降低剂量，待风团直径缩小至 5mm 之内再考虑递增剂量。

（3）根据系统性反应调整剂量

1）注射后如出现轻微鼻痒、喷嚏、流清涕、咳嗽，可退回至低 1~2 级浓度的最低注射液量。

2）注射后出现全身皮疹、荨麻疹、哮喘等中度反应，暂时停止注射，用药物对症治疗控制症状以后退回至低 2~3 级浓度的最低注射液量。

3）注射后如出现严重哮喘或严重过敏反应，应立即停止注射，需由医生重新评估患者再恢复免疫治疗，恢复注射浓度及剂量应极其谨慎。

4. 变应原暴露高峰季节注射液量调整

（1）建议在变应原暴露高峰季节避免开始相关变应原注射液的免疫治疗。

（2）变应原高峰季节患者如出现临床症状，可选择停止注射或减少变应原注射液量，如患者无症状则无需减少剂量。对出现症状的患者，可暂停免疫治疗，或退回至低一级浓度重复注射最低剂量，同时采取对症治疗措施使患者临床症状获得有效控制，为安全起见，即使患者症状已被控制，在花粉季节仍应减少花粉变应原的注射液量。

5. 维持治疗阶段新包装制剂的剂量调整

维持治疗阶段每次使用新包装注射制剂，首剂不应超过上次剂量的 50%。

七、不良反应

（一）皮内试验

1. 局部不良反应

局部出现风团和红晕，此为正常阳性反应，但如风团和红晕反应过大（风团直径>40mm），应视为局部不良反应。皮试 5~6 小时后在注射局部可出现迟发相反应，水肿加重，范围扩大，甚至可波及整个前臂，皮肤充血，皮温升高，剧烈瘙痒，胀痛，轻者 24 小时，重者则需 2~3 天甚至 1 周方可逐渐消退。对于局部红肿和瘙痒等迟发反应，轻者可不予处理自行缓解，重度者可进行冷敷、口服抗组胺药、局部使用糖皮质激素外用制剂。如局部反应严重同时合并全身过敏症状

者，可在风团或水肿周围多点局部封闭注射 1：1000 肾上腺素，成人注射液量不超过 0.3~0.5ml，儿童 0.01ml/kg，最高剂量不超过 0.3ml。

2. 全身过敏反应

轻度：表现为过敏性鼻炎、结膜炎症状，如喷嚏、流涕、眼痒、眼结膜充血水肿。

中度：全身急性荨麻疹或血管性水肿，干咳、胸闷，憋气及哮喘发作。

重度：极为罕见，全身皮痒、充血、风团、血管性水肿、呼吸困难、喘鸣、喉头水肿、窒息、腹痛、尿便失禁、血压下降、晕厥、意识丧失。上述全身不良反应可在皮试后迅速出现（90%在 30 分钟之内）。

如出现全身性荨麻疹、喉水肿、支气管痉挛及过敏性休克等，应立即于注射部位近心端束止血带，以减少变应原的进一步吸收，同时在上臂皮试处肌内注射 1：1000 肾上腺素，成人 0.3~0.5 毫升/次，儿童 0.01ml/kg，最大量不超过 0.3ml，5~15 分钟可重复注射。

（二）免疫治疗

1. 局部不良反应

免疫治疗注射局部出现风团即视为局部不良反应，局部处理原则同皮内试验，注射液量调整原则参前。长期注射后注射局部可形成硬结，可在注射 24 小时后局部热敷。

2. 全身不良反应

处理原则同皮内试验。剂量调整原则参前。

八、禁忌

（一）皮内试验

1. 有严重过敏反应病史者慎做皮试。

2. 心脑血管疾病患者。

3. 处于发作期的重度特应性皮炎患者。

4. 处于哮喘发作期者（$FEV_1 \leq 75\%$）。

5. 皮试部位有大片皮疹者。

6. 银屑病患者。

（二）免疫治疗

1. 绝对禁忌证

（1）严重自身免疫性疾病、心血管疾病、癌症及慢性感染性疾病者。

（2）哮喘控制不满意，即使用最佳药物治疗，肺功能仍持续降低，FEV_1 低于预测值 70% 的患者。

（3）应用 β 受体阻断剂治疗（包括局部应用）者。

（4）不合作或有严重心理或精神疾病的患者。

2. 相对禁忌证

（1）妊娠：目前尚无该药致畸危险的文献报道，因起始阶段治疗有诱发严重过敏反应的风险，可能对胎儿不利，故对于妊娠或计划妊娠的女性不建议开始新的免疫治疗，对维持治疗过程中妊娠的患者，可在详细询问病史并得到患者同意后继续进行。维持治疗对患者如有任何诱发不良反应的风险，均应建议中止原有治疗。

（2）重症特应性皮炎急性发作期应暂时中止免疫治疗，待症状缓解后方可恢复。

九、注意事项

（一）皮内试验

1. 皮试前应停用口服抗组胺药，停药时间应长于 5 个半衰期，一般抗组胺药应停药 3 天，长效抗组胺药（如阿司米唑）应停药 4~6 周，否则可能造成假阴性反应。

2. 全身用糖皮质激素对皮肤试验有一定影响，是否需停药，应由医生判断，不建议为做皮试停用全身治疗用药。

3. 皮肤划痕征可能引起皮试的假阳性反应。

4. 考虑到婴幼儿的耐受性，对 5 岁以下小儿首先考虑采用体外试验。

5. 应备有抢救严重过敏反应的设备、药物和应急预案，常备注射用 1：1000 肾上腺素和抢救车

（二）免疫治疗

1. 临床确诊葎草花粉变应原过敏者方可用本制剂进行免疫治疗，不可滥用。

2. 应在国家卫生行政管理部门认可的、有严重过敏反应抢救设备及资质的正规医疗机构注射，**严禁患者在家中自行注射。否则后果自负！**

3. 每次注射后需嘱患者在医院观察30分钟，以免发生严重不良反应而无法得到及时处理。

4. 注射前及注射后当天不要饮酒、热水沐浴或参加剧烈运动，以免加速变应原的吸收，诱发严重不良反应。

5. 在免疫治疗过程中，如遇感冒（特别是发热）、哮喘发作、注射其他传染病疫苗等情况，应推迟注射，推迟时间及何时继续治疗请遵医嘱。

6. 如中断注射，延迟时间超过2周者，继续治疗需调整注射液量，具体调整方案参前或遵医嘱。

7. 在免疫治疗过程中，如需应用β受体阻断剂（如美托洛尔）治疗，需暂停免疫治疗。

8. 每次注射前，必须认真核对注射液的变应原种类、浓度，以及注射液量，确保变应原成分准确无误。

9. 换用新批号注射液时，应适当降低第一针的注射液量（如用2号液0.5毫升/次维持治疗者，换新批号注射液先从0.2毫升/次开始，逐渐增至0.5毫升/次维持。）

10. 应备有注射用1∶1000肾上腺素，以供偶发严重过敏反应时抢救用。

11. 注射本制剂前一周和后一周内（共2周时间内）不建议注射其他疫苗。

12. 建议哮喘患者在免疫治疗期间常规做呼气峰流速监测，当峰流速值比个人最佳值下降超过20%时应暂停免疫治疗，并及时用平喘药物控制症状，待症状缓解才可恢复免疫治疗。

13. 如需同时分别注射两类变应原注射液，两次注射间隔应为30分钟以上，并分别于左右两侧上臂注射。

十、贮藏

2~8℃避光保存和运输，防止冻结。

十一、包装规格

总蛋白含量1.75毫克/瓶，5毫升/瓶。

十二、配置单位

中国医学科学院北京协和医院

地址：北京市通州区台湖镇新华联工业园 1 号厂房

联系电话：010-52118971，52105935（传真）

第五节 圆柏花粉变应原注射剂

本制剂仅限本医疗机构使用

本制剂必须在经变态反应专业培训并有免疫治疗经验的医生指导下使用

本制剂每次注射必须在有严重过敏反应抢救设备和资质的医疗单位进行

一、制剂名称

中文名称：圆柏花粉变应原注射液（须稀释后使用）

英文名称：Sabina chinensis Pollen Allergen Injection（Allergen Concentration, only can be used after dilution）

汉语拼音：yuanbai huafen bianyingyuan zhusheye（xu xishi hou shiyong）

二、成分

有效成分为圆柏花粉水溶性蛋白。

三、性状

棕黄色至棕色液体，久置可有少许沉淀。

四、适应证

稀释后用于圆柏花粉诱发的过敏性鼻炎、过敏性结膜炎及过敏性哮喘的体内特异性诊断（变应原皮内试验）及特异性免疫治疗。

注：圆柏花粉变应原见图2-26。

五、规格

总蛋白含量 0.40 毫克/瓶，5 毫升/瓶。

六、用法用量

（一）皮内试验

将本品用 9 毫升/瓶的专用变应原溶媒进行 10 倍倍比稀释，即取 1ml 原液置于 9ml 溶媒中制成 1：10 稀释液（称 1 号液），再取 1ml 1 号液置于 9ml 溶媒中制成 1：100 稀释液（称 2 号液），以此类推。通常用 2 号液进行本制剂的皮内试验（高度敏感者可选更高稀释度的 3 号液或 4 号液做皮内试验）。方法：将 0.02ml 2 号液皮内注射于受试者上臂内侧，15 分钟后观察结果，以下表所列的标准进行记录。

分级	风团直径（mm）	红晕
"–"	<5	无
"+"	≥5	轻度红晕
"++"	≥10	直径>10mm
"+++"	≥15	同上
"++++"	≥20	同上

注：如有伪足加一级。

（二）免疫治疗

免疫治疗分起始治疗和维持治疗两个阶段。

给药方法：皮下注射；注射部位：上臂内侧，可轮流在左右臂注射。用两指按住上臂皮肤，针头与皮肤表面成 30°~60°，进针约 1cm。为避免将注射液直接注入血管，注射前应轻轻回抽，皮下注射推注必须缓慢，注射速度控制在 1ml/min，每 0.2ml 回抽一次，如果回抽到血液，应停止注射，弃去被血液污染的注射液，观察患者 30 分钟，如果无明显全身反应，可重新抽取剩余剂量的注

射液再次注射。

1. 起始治疗阶段

（1）起始浓度的选择：起始浓度的选择必须因人而异，主要依据皮肤试验反应强度，原则是反应轻者起始浓度较高，反应重者起始浓度较低。通常皮内试验结果为"+"，起始浓度选择6号液；皮内试验结果"++"~"+++"，选择8号液；如皮内试验大于或等于"++++"，说明患者对该变应原反应强烈，应谨慎选择起始浓度，建议采用皮肤试验终点滴定法确定起始浓度。皮肤试验终点滴定法即用从低至高、连续10倍倍比稀释变应原注射液（如10号液、9号液、8号液）为患者做一系列皮内试验，皮肤反应转为阴性时的浓度为终点浓度，选择比终点低一级的浓度作为免疫治疗起始浓度。

（2）起始治疗阶段注射液量递增方法

1）常规方法：从起始浓度开始，由低浓度至高浓度逐渐进行皮下注射，每周两次，每一浓度注射10次。每一浓度注射液量从0.1ml开始，以后依次递增，每次递增0.1ml，到第十次注射液量为1ml，然后更换高一级浓度的变应原注射液（如8号液换成7号液）。当变应原注射液浓度增至1:100（2号液）0.5ml时达到常规治疗的最高浓度，可过渡到维持治疗阶段。

2）改良方法：每一浓度变应原注射液从0.1ml开始，经0.15ml、0.25ml、0.4ml、0.6ml、0.8ml共6次注射后进入高一级浓度注射。改良法可用于稀释度较高的变应原制剂，建议尘螨、真菌等免疫治疗全程采用改良方法，花粉症患者推荐仅在12至6号药用改良方法注射，进入5号以后改用常规脱敏方法。

2. 维持治疗阶段

此阶段变应原浓度和注射液量不再递增，常用维持剂量是1:100（2号液）每次注射0.5ml，每周两次。维持治疗1~2年后可根据症状缓解情况酌情延长注射间隔，如改为每周1次。因患者敏感程度不同，在常规治疗阶段，部分高敏者注射3号甚至4号液时即出现局部或全身过敏不良反应，故不应强求必须用2号液维持治疗。对高度敏感患者可用较低浓度（如3号液或4号液）维持注射。

维持阶段的注射次数和注射液量可依据患者实际情况由医生调整，最佳维持剂量是指获得最佳临床效果同时无任何严重不良反应时的个体化剂量。根据患者的临床反应，有些患者的最高注射液量可能高于推荐维持剂量，如部分尘螨过敏患者的维持注射液量可达1ml，因此在确保患者安全的前提下，可逐步增加至2号药每次注射1ml维持。但对花粉过敏患者，推荐用0.5毫升/次的剂量进行维

持治疗。

起始治疗阶段及维持治疗阶段注射液量见图2-9、图2-10。

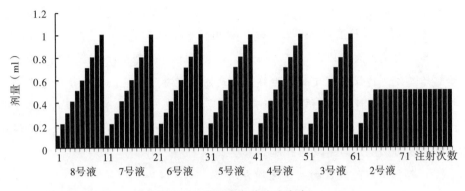

图2-9 常规法免疫治疗方案

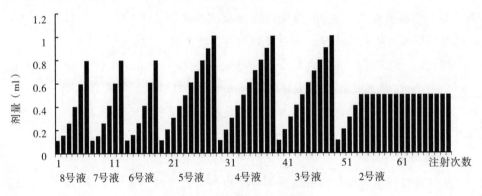

图2-10 改良法免疫治疗方案

3. 免疫治疗的剂量调整

（1）根据中断注射时间调整注射液量

1）中断注射时间在2周之内，无需改变脱敏注射液量。

2）中断注射时间在4周之内，退回至上次剂量的50%。

3）中断注射时间在8周之内，退回至上一级浓度的最低剂量。

4）中断注射时间在12周之内，退回至上两级浓度的最低剂量。

5）中断注射时间大于12周，从起始浓度重新开始。

（2）根据注射后24小时内皮肤局部反应调整注射液量

如果局部风团直径超过5mm，不再递增剂量，可维持剂量重复注射或降低剂量，待风团直径缩小至5mm之内再考虑递增剂量。

（3）根据系统性反应调整剂量

1）注射后如出现轻微鼻痒、喷嚏、流清涕、咳嗽，可退回至低1~2级浓度的最低注射液量。

2）注射后出现全身皮疹、荨麻疹、哮喘等中度反应，暂时停止注射，用药物对症治疗控制症状以后退回至低2~3级浓度的最低注射液量。

3）注射后如出现严重哮喘或严重过敏反应，应立即停止注射，需由医生重新评估患者再恢复免疫治疗，恢复注射浓度及剂量应极其谨慎。

4. 变应原暴露高峰季节注射液量调整

（1）建议在变应原暴露高峰季节避免开始相关变应原注射液的免疫治疗。

（2）变应原高峰季节患者如出现临床症状，可选择停止注射或减少变应原注射液量，如患者无症状则无需减少剂量。对出现症状的患者，可暂停免疫治疗，或退回至低一级浓度重复注射最低剂量，同时采取对症治疗措施使患者临床症状获得有效控制，为安全起见，即使患者症状已被控制，在花粉季节仍应减少花粉变应原的注射液量。

5. 维持治疗阶段新包装制剂的剂量调整

维持治疗阶段每次使用新包装注射制剂，首剂不应超过上次剂量的50%。

七、不良反应

（一）皮内试验

1. 局部不良反应

局部出现风团和红晕，此为正常阳性反应，但如风团和红晕反应过大（风团直径>40mm），应视为局部不良反应。皮试5~6小时后在注射局部可出现迟发相反应，水肿加重，范围扩大，甚至可波及整个前臂，皮肤充血，皮温升高，剧烈瘙痒，胀痛，轻者24小时，重者则需2~3天甚至1周方可逐渐消退。对于局部红肿和瘙痒等迟发反应，轻者可不予处理自行缓解，重度者可进行冷敷、口服抗组胺药、局部使用皮质激素外用制剂。如局部反应严重同时合并全身过敏症状者，可在风团或水肿周围多点局部封闭注射 1：1000 肾上腺素，成人注射液量不超过 0.3~0.5ml，儿童 0.01ml/kg，最高剂量不超过 0.3ml。

2. 全身过敏反应

轻度：表现为过敏性鼻炎、结膜炎症状，如喷嚏、流涕、眼痒、眼结膜充血水肿。

中度：全身急性荨麻疹或血管性水肿，干咳、胸闷，憋气及哮喘发作。

重度：极为罕见，全身皮痒、充血、风团、血管性水肿、呼吸困难、喘鸣、喉头水肿、窒息、腹痛、尿便失禁、血压下降、晕厥、意识丧失。上述全身不良反应可在皮试后迅速出现（90% 在 30 分钟之内）。

如出现全身性荨麻疹、喉水肿、支气管痉挛及过敏性休克等，应立即于注射部位近心端束止血带，以减少变应原的进一步吸收，同时在上臂皮试处肌内注射 1：1000 肾上腺素，成人 0.3~0.5 毫升/次，儿童 0.01ml/kg，最大量不超过 0.3ml，5~15 分钟可重复注射。

（一）免疫治疗

1. 局部不良反应

免疫治疗注射局部出现风团即视为局部不良反应，局部处理原则同皮内试验，注射液量调整原则参前。长期注射后注射局部可形成硬结，可在注射 24 小时后局部热敷。

2. 全身不良反应

处理原则同皮内试验。剂量调整原则参前。

八、禁忌

（一）皮内试验

1. 有严重过敏反应病史者慎做皮试。

2. 心脑血管疾病患者。

3. 处于发作期的重度特应性皮炎患者。

4. 处于哮喘发作期者（$FEV_1 \leqslant 75\%$）。

5. 皮试部位有大片皮疹者。

6. 银屑病患者。

（二）免疫治疗

1. 绝对禁忌证

（1）严重自身免疫性疾病、心血管疾病、癌症及慢性感染性疾病者。

（2）哮喘控制不满意，即使用最佳药物治疗，肺功能仍持续降低，FEV_1 低于预测值 70% 的患者。

（3）应用 β 受体阻断剂治疗（包括局部应用）者。

（4）不合作或有严重心理或精神疾病的患者。

2. 相对禁忌证

（1）妊娠：目前尚无该药致畸危险的文献报道，因起始阶段治疗有诱发严重过敏反应的风险，可能对胎儿不利，故对于妊娠或计划妊娠的女性不建议开始新的免疫治疗，对维持治疗过程中妊娠的患者，可在详细询问病史并得到患者同意后继续进行。维持治疗对患者如有任何诱发不良反应的风险，均应建议中止原有治疗。

（2）重症特应性皮炎急性发作期应暂时中止免疫治疗，待症状缓解后方可恢复。

九、注意事项

（一）皮内试验

1. 皮试前应停用口服抗组胺药，停药时间应长于 5 个半衰期，一般抗组胺药应停药 3 天，长效抗组胺药（如阿司米唑）应停药 4~6 周，否则可能造成假阴性反应。

2. 全身用糖皮质激素对皮肤试验有一定影响，是否需停药，应由医生判断，不建议为做皮试停用全身治疗用药。

3. 皮肤划痕征可能引起皮试的假阳性反应。

4. 考虑到婴幼儿的耐受性，对 5 岁以下小儿首先考虑采用体外试验。

5. 应备有抢救严重过敏反应的设备、药物和应急预案，常备注射用 1:1000 肾上腺素和抢救车。

（二）免疫治疗

1. 临床确诊圆柏花粉变应原过敏者方可用本制剂进行免疫治疗，不可滥用。

2. 应在国家卫生行政管理部门认可的、有严重过敏反应抢救设备及资质的正规医疗机构注射，**严禁患者在家中自行注射。否则后果自负！**

3. 每次注射后需嘱患者在医院观察 30 分钟，以免发生严重不良反应而无法得到及时处理。

4. 注射前及注射后当天不要饮酒、热水沐浴或参加剧烈运动，以免加速变应原的吸收，诱发严重不良反应。

5. 在免疫治疗过程中，如遇感冒（特别是发热）、哮喘发作、注射其他传染病疫苗等情况，应推迟注射，推迟时间及何时继续治疗请遵医嘱。

6. 如中断注射，延迟时间超过 2 周者，继续治疗需调整注射液量，具体调整方案参前或遵医嘱。

7. 在免疫治疗过程中，如需应用 β 受体阻断剂（如美托洛尔）治疗，需暂停免疫治疗。

8. 每次注射前，必须认真核对注射液的变应原种类、浓度，以及注射液量，确保变应原成分准确无误。

9. 换用新批号注射液时，应适当降低第一针的注射液量（如用 2 号液 0.5 毫升/次维持治疗者，换新批号注射液先从 0.2 毫升/次开始，逐渐增至 0.5 毫升/次维持。）

10. 应备有注射用 1∶1000 肾上腺素，以供偶发严重过敏反应时抢救用。

11. 注射本制剂前一周和后一周内（共 2 周时间内）不建议注射其他疫苗。

12. 建议哮喘患者在免疫治疗期间常规做呼气峰流速监测，当峰流速值比个人最佳值下降超过 20% 时应暂停免疫治疗，并及时用平喘药物控制症状，待症状缓解才可恢复免疫治疗。

13. 如需同时分别注射两类变应原注射液，两次注射间隔应为 30 分钟以上，并分别于左右两侧上臂注射.

十、贮藏

2~8℃避光保存和运输，防止冻结。

十一、包装规格

中性硼硅玻璃管制注射剂瓶，总蛋白含量 0.40 毫克/瓶，5 毫升/瓶。

十二、有效期

暂定 12 个月。

十三、配置单位

配制单位名称：中国医学科学院北京协和医院

配制地址：北京市通州区台湖镇新华联工业园区 1 号厂房

联系电话：010-52118971，52105935（传真）

第六节　英国梧桐花粉变应原注射剂

本制剂仅限本医疗机构使用

本制剂必须在经变态反应专业培训并有免疫治疗经验的医生指导下使用

本制剂每次注射必须在有严重过敏反应抢救设备和资质的医疗单位进行

一、制剂名称

中文名称：英国梧桐花粉变应原注射液（须稀释后使用）

英文名称：Platanus acerifolia Pollen Allergen Injection（Allergen Concentration，only can be used after dilution）

汉语拼音：yingguowutong huafen bianyingyuan zhusheye（xu xishi hou shiyong）

二、成分

有效成分为英国梧桐花粉水溶性蛋白。

三、性状

棕色至深棕色液体，久置可有少许沉淀。

四、适应证

稀释后用于英国梧桐花粉诱发的过敏性鼻炎、过敏性结膜炎及过敏性哮喘的体内特异性诊断（变应原皮内试验）及特异性免疫治疗。

注：英国梧桐花粉变应原见图2-27。

五、规格

总蛋白含量 1.75 毫克/瓶，5 毫升/瓶。

六、用法用量

（一）皮内试验

将本品用 9 毫升/瓶的专用变应原溶媒进行 10 倍倍比稀释，即取 1ml 原液置于 9ml 溶媒中制成 1：10 稀释液（称 1 号液），再取 1ml 1 号液置于 9ml 溶媒中制成 1：100 稀释液（称 2 号液），以此类推。通常用 2 号液进行本制剂的皮内试验（高度敏感者可选更高稀释度的 3 号液或 4 号液做皮内试验）。方法：将 0.02ml 2 号液皮内注射于受试者上臂内侧，15 分钟后观察结果，以下表所列的标准进行记录。

分级	风团直径（mm）	红晕
"–"	<5	无
"+"	≥5	轻度红晕
"++"	≥10	直径>10mm
"+++"	≥15	同上
"++++"	≥20	同上

注：如有伪足加一级。

（二）免疫治疗

免疫治疗分起始治疗和维持治疗两个阶段。

给药方法：皮下注射；注射部位：上臂内侧，可轮流在左右臂注射。用两指按住上臂皮肤，针头与皮肤表面成 30°～60°，进针约 1cm。为避免将注射液直接注入血管，注射前应轻轻回抽，皮下注射推注必须缓慢，注射速度控制在 1ml/min，每 0.2ml 回抽一次，如果回抽到血液，应停止注射，弃去被血液污染的注射液，观察患者 30 分钟，如果无明显全身反应，可重新抽取剩余剂量的注射液再次注射。

1. 起始治疗阶段

（1）起始浓度的选择：起始浓度的选择必须因人而异，主要依据皮肤试验反应强度，原则是反应轻者起始浓度较高，反应重者起始浓度较低。通常皮内试验结果为"+"，起始浓度选择6号液；皮内试验结果"++"~"+++"，选择8号液；如皮内试验大于或等于"++++"，说明患者对该变应原反应强烈，应谨慎选择起始浓度，建议采用皮肤试验终点滴定法确定起始浓度。皮肤试验终点滴定法即用从低至高、连续10倍倍比稀释变应原注射液（如10号液、9号液、8号液）为病人做一系列皮内试验，皮肤反应转为阴性时的浓度为终点浓度，选择比终点低一级的浓度作为免疫治疗起始浓度。

（2）起始治疗阶段注射液量递增方法

1）常规方法：从起始浓度开始，由低浓度至高浓度逐渐进行皮下注射，每周两次，每一浓度注射10次。每一浓度注射液量从0.1ml开始，以后依次递增，每次递增0.1ml，到第十次注射液量为1ml，然后更换高一级浓度的变应原注射液（如8号液换成7号液）。当变应原注射液浓度增至1：100（2号液）0.5ml时达到常规治疗的最高浓度，可过渡到维持治疗阶段。

2）改良方法：每一浓度变应原注射液从0.1ml开始，经0.15ml、0.25ml、0.4ml、0.6ml、0.8ml共6次注射后进入高一级浓度注射。改良法可用于稀释度较高的变应原制剂，建议尘螨、真菌等免疫治疗全程采用改良方法，花粉症患者推荐仅在12至6号药用改良方法注射，进入5号以后改用常规脱敏方法。

2. 维持治疗阶段

此阶段变应原浓度和注射液量不再递增，常用维持剂量是1：100（2号液）每次注射0.5ml，每周两次。维持治疗1~2年后可根据症状缓解情况酌情延长注射间隔，如改为每周1次。因患者敏感程度不同，在常规治疗阶段，部分高敏者注射3号甚至4号液时即出现局部或全身过敏不良反应，故不应强求必须用2号液维持治疗。对高度敏感患者可用较低浓度（如3号液或4号液）维持注射。

维持阶段的注射次数和注射液量可依据患者实际情况由医生调整，最佳维持剂量是指获得最佳临床效果同时无任何严重不良反应时的个体化剂量。根据患者的临床反应，有些患者的最高注射液量可能高于推荐维持剂量，如部分尘螨过敏患者的维持注射液量可达1ml，因此在确保患者安全的前提下，可逐步增加至2号药每次注射1ml维持。但对花粉过敏患者，推荐用0.5毫升/次的剂量进行维

持治疗。

起始治疗阶段及维持治疗阶段注射液量见图 2-11、图 2-12。

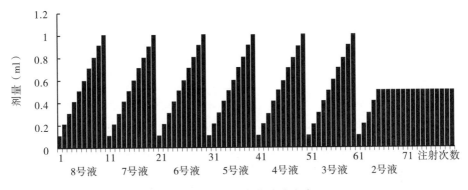

图 2-11 常规法免疫治疗方案

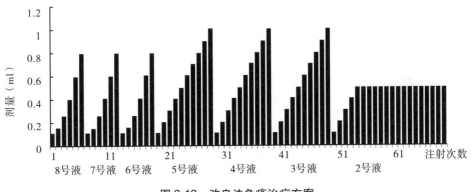

图 2-12 改良法免疫治疗方案

3. 免疫治疗的剂量调整

(1) 根据中断注射时间调整注射液量

1) 中断注射时间在 2 周之内，无需改变脱敏注射液量。

2) 中断注射时间在 4 周之内，退回至上次剂量的 50%。

3) 中断注射时间在 8 周之内，退回至上一级浓度的最低剂量。

4) 中断注射时间在 12 周之内，退回至上两级浓度的最低剂量。

5）中断注射时间大于 12 周，从起始浓度重新开始。

（2）根据注射后 24 小时内皮肤局部反应调整注射液量

如果局部风团直径超过 5mm，不再递增剂量，可维持剂量重复注射或降低剂量，待风团直径缩小至 5mm 之内再考虑递增剂量。

（3）根据系统性反应调整剂量

1）注射后如出现轻微鼻痒、喷嚏、流清涕、咳嗽，可退回至低 1~2 级浓度的最低注射液量。

2）注射后出现全身皮疹、荨麻疹、哮喘等中度反应，暂时停止注射，用药物对症治疗控制症状以后退回至低 2~3 级浓度的最低注射液量。

3）注射后如出现严重哮喘或严重过敏反应，应立即停止注射，需由医生重新评估患者再恢复免疫治疗，恢复注射浓度及剂量应极其谨慎。

4. 变应原暴露高峰季节注射液量调整

（1）建议在变应原暴露高峰季节避免开始相关变应原注射液的免疫治疗。

（2）变应原高峰季节患者如出现临床症状，可选择停止注射或减少变应原注射液量，如患者无症状则无需减少剂量。对出现症状的患者，可暂停免疫治疗，或退回至低一级浓度重复注射最低剂量，同时采取对症治疗措施使患者临床症状获得有效控制，为安全起见，即使患者症状已被控制，在花粉季节仍应减少花粉变应原的注射液量。

5. 维持治疗阶段新包装制剂的剂量调整

维持治疗阶段每次使用新包装注射制剂，首剂不应超过上次剂量的 50%。

七、不良反应

（一）皮内试验

1. 局部不良反应

局部出现风团和红晕，此为正常阳性反应，但如风团和红晕反应过大（风团直径>40mm），应视为局部不良反应。皮试 5~6 小时后在注射局部可出现迟发相反应，水肿加重，范围扩大，甚至可波及整个前臂，皮肤充血，皮温升高，剧烈瘙痒，胀痛，轻者 24 小时，重者则需 2~3 天甚至 1 周方可逐渐消退。对于局部红肿和瘙痒等迟发反应，轻者可不予处理自行缓解，重度者可进行冷敷、口服抗组胺药、局部使用皮质激素外用制剂。如局部反应严重同时合并全身过敏症状者，可在风团或水肿周围多点局部封闭注射 1∶1000 肾上腺素，成人注射液量不超过 0.3~0.5ml，儿童 0.01ml/kg，最高剂量不超过 0.3ml。

2. 全身过敏反应

轻度：表现为过敏性鼻炎、结膜炎症状，如喷嚏、流涕、眼痒、眼结膜充血水肿。

中度：全身急性荨麻疹或血管性水肿，干咳、胸闷、憋气及哮喘发作。

重度：极为罕见，全身皮痒、充血、风团、血管性水肿、呼吸困难、喘鸣、喉头水肿、窒息、腹痛、尿便失禁、血压下降、晕厥、意识丧失。上述全身不良反应可在皮试后迅速出现（90%在 30 分钟之内）。

如出现全身性荨麻疹、喉水肿、支气管痉挛及过敏性休克等，应立即于注射部位近心端束止血带，以减少变应原的进一步吸收，同时在上臂皮试处肌内注射 1∶1000 肾上腺素，成人 0.3~0.5 毫升/次，儿童 0.01ml/kg，最大量不超过 0.3ml，5~15 分钟可重复注射。

（二）免疫治疗

1. 局部不良反应

免疫治疗注射局部出现风团即视为局部不良反应，局部处理原则同皮内试验，注射液量调整原则参前。长期注射后注射局部可形成硬结，可在注射 24 小时后局部热敷。

2. 全身不良反应

处理原则同皮内试验。剂量调整原则参前。

八、禁忌

（一）皮内试验

1. 有严重过敏反应病史者慎做皮试。

2. 心脑血管疾病患者。

3. 处于发作期的重度特应性皮炎患者。

4. 处于哮喘发作期者（$FEV_1 \leqslant 75\%$）。

5. 皮试部位有大片皮疹者。

6. 银屑病患者。

（二）免疫治疗

1. 绝对禁忌证

（1）严重自身免疫性疾病、心血管疾病、癌症及慢性感染性疾病者。

（2）哮喘控制不满意，即使用最佳药物治疗，肺功能仍持续降低，FEV_1 低于预测值 70% 的患者。

（3）应用 β 受体阻断剂治疗（包括局部应用）者。

（4）不合作或有严重心理或精神疾病的患者。

2. 相对禁忌证

（1）妊娠：目前尚无该药致畸危险的文献报道，因起始阶段治疗有诱发严重过敏反应的风险，可能对胎儿不利，故对于妊娠或计划妊娠的女性不建议开始新的免疫治疗，对维持治疗过程中妊娠的患者，可在详细询问病史并得到患者同意后继续进行。维持治疗对患者如有任何诱发不良反应的风险，均应建议中止原有治疗。

（2）重症特应性皮炎急性发作期应暂时中止免疫治疗，待症状缓解后方可恢复。

九、注意事项

（一）皮内试验

1. 皮试前应停用口服抗组胺药，停药时间应长于 5 个半衰期，一般抗组胺药应停药 3 天，长效抗组胺药（如阿司米唑）应停药 4~6 周，否则可能造成假阴性反应。

2. 全身用糖皮质激素对皮肤试验有一定影响，是否需停药，应由医生判断，不建议为做皮试停用全身治疗用药。

3. 皮肤划痕征可能引起皮试的假阳性反应。

4. 考虑到婴幼儿的耐受性，对 5 岁以下小儿首先考虑采用体外试验。

5. 应备有抢救严重过敏反应的设备、药物和应急预案，常备注射用 1：1000 肾上腺素和抢救车。

（二）免疫治疗

1. 临床确诊英国梧桐花粉变应原过敏者方可用本制剂进行免疫治疗，不可滥用。

2. 应在国家卫生行政管理部门认可的、有严重过敏反应抢救设备及资质的正规医疗机构注射，**严禁患者在家中自行注射。否则后果自负！**

3. 每次注射后需嘱患者在医院观察 30 分钟，以免发生严重不良反应而无法得到及时处理。

4. 注射前及注射后当天不要饮酒、洗热水澡或参加剧烈运动，以免加速变应原的吸收，诱发严重不良反应。

5. 在免疫治疗过程中，如遇感冒（特别是发热）、哮喘发作、注射其他传染病疫苗等情况，应推迟注射，推迟时间及何时继续治疗请遵医嘱。

6. 如中断注射，延迟时间超过 2 周者，继续治疗需调整注射液量，具体调整方案参前或遵医嘱。

7. 在免疫治疗过程中，如需应用 β 受体阻断剂（如美托洛尔）治疗，需暂停免疫治疗。

8. 每次注射前，必须认真核对注射液的变应原种类、浓度，以及注射液量，确保变应原成分准确无误。

9. 换用新批号注射液时，应适当降低第一针的注射液量（如用 2 号液 0.5 毫升/次维持治疗者，换新批号注射液先从 0.2 毫升/次开始，逐渐增至 0.5 毫升/次维持。）

10. 应备有注射用 1∶1000 肾上腺素，以供偶发严重过敏反应时抢救用。

11. 注射本制剂前一周和后一周内（共 2 周时间内）不建议注射其他疫苗。

12. 建议哮喘患者在免疫治疗期间常规做呼气峰流速监测，当峰流速值比个人最佳值下降超过 20% 时应暂停免疫治疗，并及时用平喘药物控制症状，待症状缓解才可恢复免疫治疗。

13. 如需同时分别注射两类变应原注射液，两次注射间隔应为 30 分钟以上，并分别于左右两侧上臂注射。

十、贮藏

2~8℃避光保存和运输，防止冻结。

十一、包装规格

中性硼硅玻璃管制注射剂瓶，总蛋白含量 1.75 毫克/瓶，5 毫升/瓶。

十二、有效期

暂定 12 个月。

十三、配制单位

配制单位名称：中国医学科学院北京协和医院

配制地址：北京市通州区台湖镇新华联工业园区 1 号厂房

联系电话：010-52118971，52105935（传真）

第七节 洋白蜡花粉变应原注射剂

本制剂仅限本医疗机构使用

本制剂必须在经变态反应专业培训并有免疫治疗经验的医生指导下使用

本制剂每次注射必须在有严重过敏反应抢救设备和资质的医疗单位进行

一、制剂名称

中文名称：洋白蜡花粉变应原注射液（须稀释后使用）

英文名称：Fraxinus pennsylvanica Pollen Allergen Injection（Allergen Concentration, only can be used after dilution）

汉语拼音：yangbaila huafen bianyingyuan zhusheye（xu xishi hou shiyong）

二、成分

有效成分为洋白蜡花粉水溶性蛋白。

三、性状

棕色至深棕色液体，久置可有少许沉淀。

四、适应证

稀释后用于洋白蜡花粉诱发的过敏性鼻炎、过敏性结膜炎及过敏性哮喘的体内特异性诊断（变应原皮内试验）及特异性免疫治疗。

注：洋白蜡花粉变应原见图 2-28。

五、规格

总蛋白含量 1.50 毫克/瓶，5 毫升/瓶。

六、用法用量

(一) 皮内试验

将本品用 9 毫升/瓶的专用变应原溶媒进行 10 倍倍比稀释，即取 1ml 原液置于 9ml 溶媒中制成 1 : 10 稀释液（称 1 号液），再取 1ml 1 号液置于 9ml 溶媒中制成 1 : 100 稀释液（称 2 号液），以此类推。通常用 2 号液进行本制剂的皮内试验（高度敏感者可选更高稀释度的 3 号液或 4 号液做皮内试验）。方法：将 0.02ml 2 号液皮内注射于受试者上臂内侧，15 分钟后观察结果，以下表所列的标准进行记录。

分级	风团直径（mm）	红晕
"-"	<5	无
"+"	≥5	轻度红晕
"++"	≥10	直径>10mm
"+++"	≥15	同上
"++++"	≥20	同上

注：如有伪足加一级。

(二) 免疫治疗

免疫治疗分起始治疗和维持治疗两个阶段。

给药方法：皮下注射；注射部位：上臂内侧，可轮流在左右臂注射。用两指按住上臂皮肤，针头与皮肤表面成 30°~60°，进针约 1cm。为避免将注射液直接注入血管，注射前应轻轻回抽，皮下注射推注必须缓慢，注射速度控制在 1ml/min，每 0.2ml 回抽一次，如果回抽到血液，应停止注射，弃去被血液污染的注射液，观察患者 30 分钟，如果无明显全身反应，可重新抽取剩余剂量的注

射液再次注射。

1. 起始治疗阶段

（1）起始浓度的选择：起始浓度的选择必须因人而异，主要依据皮肤试验反应强度，原则是反应轻者起始浓度较高，反应重者起始浓度较低。通常皮内试验结果为"+"，起始浓度选择6号液；皮内试验结果"++"～"+++"，选择8号液；如皮内试验大于或等于"++++"，说明患者对该变应原反应强烈，应谨慎选择起始浓度，建议采用皮肤试验终点滴定法确定起始浓度。皮肤试验终点滴定法即用从低至高、连续10倍倍比稀释变应原注射液（如10号液、9号液、8号液）为患者做一系列皮内试验，皮肤反应转为阴性时的浓度为终点浓度，选择比终点低一级的浓度作为免疫治疗起始浓度。

（2）起始治疗阶段注射液量递增方法

1）常规方法：从起始浓度开始，由低浓度至高浓度逐渐进行皮下注射，每周两次，每一浓度注射10次。每一浓度注射液量从0.1ml开始，以后依次递增，每次递增0.1ml，到第10次注射液量为1ml，然后更换高一级浓度的变应原注射液（如8号液换成7号液）。当变应原注射液浓度增至1∶100（2号液）0.5ml时达到常规治疗的最高浓度，可过渡到维持治疗阶段。

2）改良方法：每一浓度变应原注射液从0.1ml开始，经0.15ml、0.25ml、0.4ml、0.6ml、0.8ml共6次注射后进入高一级浓度注射。改良法可用于稀释度较高的变应原制剂，建议尘螨、真菌等免疫治疗全程采用改良方法，花粉症患者推荐仅在12至6号药用改良方法注射，进入5号以后改用常规脱敏方法。

2. 维持治疗阶段

此阶段变应原浓度和注射液量不再递增，常用维持剂量是1∶100（2号液）每次注射0.5ml，每周两次。维持治疗1~2年后可根据症状缓解情况酌情延长注射间隔，如改为每周1次。因患者敏感程度不同，在常规治疗阶段，部分高敏者注射3号甚至4号液时即出现局部或全身过敏不良反应，故不应强求必须用2号液维持治疗。对高度敏感患者可用较低浓度（如3号液或4号液）维持注射。

维持阶段的注射次数和注射液量可依据患者实际情况由医生调整，最佳维持剂量是指获得最佳临床效果同时无任何严重不良反应时的个体化剂量。根据患者的临床反应，有些患者的最高注射液量可能高于推荐维持剂量，如部分尘螨过敏患者的维持注射液量可达1ml，因此在确保患者安全的前提下，可逐步增加至2号药每次注射1ml维持。但对花粉过敏患者，推荐用0.5毫升/次的剂量进行维

持治疗。

　　起始治疗阶段及维持治疗阶段注射液量图 2-13、图 2-14。

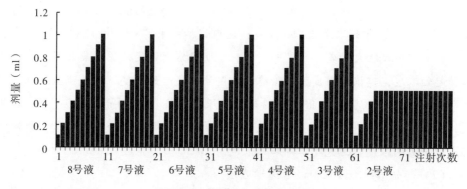

图 2-13　常规法免疫治疗方案

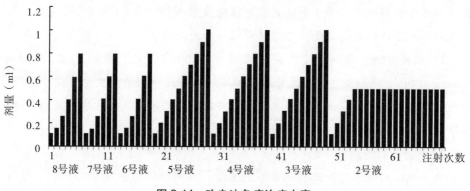

图 2-14　改良法免疫治疗方案

3. 免疫治疗的剂量调整

（1）根据中断注射时间调整注射液量

1）中断注射时间在 2 周之内，无需改变脱敏注射液量。

2）中断注射时间在 4 周之内，退回至上次剂量的 50%。

3）中断注射时间在 8 周之内，退回至上一级浓度的最低剂量。

4）中断注射时间在 12 周之内，退回至上两级浓度的最低剂量。

5）中断注射时间大于 12 周，从起始浓度重新开始。

（2）根据注射后 24 小时内皮肤局部反应调整注射液量

如果局部风团直径超过 5mm，不再递增剂量，可维持剂量重复注射或降低剂量，待风团直径缩小至 5mm 之内再考虑递增剂量。

（3）根据系统性反应调整剂量

1）注射后如出现轻微鼻痒、喷嚏、流清涕、咳嗽，可退回至低 1~2 级浓度的最低注射液量。

2）注射后出现全身皮疹、荨麻疹、哮喘等中度反应，暂时停止注射，用药物对症治疗控制症状以后退回至低 2~3 级浓度的最低注射液量。

3）注射后如出现严重哮喘或严重过敏反应，应立即停止注射，需由医生重新评估患者再恢复免疫治疗，恢复注射浓度及剂量应极其谨慎。

4. 变应原暴露高峰季节注射液量调整

（1）建议在变应原暴露高峰季节避免开始相关变应原注射液的免疫治疗。

（2）变应原高峰季节患者如出现临床症状，可选择停止注射或减少变应原注射液量，如患者无症状则无需减少剂量。对出现症状的患者，可暂停免疫治疗，或退回至低一级浓度重复注射最低剂量，同时采取对症治疗措施使患者临床症状获得有效控制，为安全起见，即使患者症状已被控制，在花粉季节仍应减少花粉变应原的注射液量。

5. 维持治疗阶段新包装制剂的剂量调整

维持治疗阶段每次使用新包装注射制剂，首剂不应超过上次剂量的 50%。

七、不良反应

（一）皮内试验

1. 局部不良反应

局部出现风团和红晕，此为正常阳性反应，但如风团和红晕反应过大（风团直径>40mm），应视为局部不良反应。皮试 5~6 小时后在注射局部可出现迟发相反应，水肿加重，范围扩大，甚至可波及整个前臂，皮肤充血，皮温升高，剧烈瘙痒，胀痛，轻者 24 小时，重者则需 2~3 天甚至 1 周方可逐渐消退。对于局部红肿和瘙痒等迟发反应，轻者可不予处理自行缓解，重度者可进行冷敷、口服抗组胺药、局部使用糖皮质激素外用制剂。如局部反应严重同时合并全身过敏症状

者，可在风团或水肿周围多点局部封闭注射 1∶1000 肾上腺素，成人注射液量不超过 0.3~0.5ml，儿童 0.01ml/kg，最高剂量不超过 0.3ml。

2. 全身过敏反应

轻度：表现为过敏性鼻炎、结膜炎症状，如喷嚏、流涕、眼痒、眼结膜充血水肿。

中度：全身急性荨麻疹或血管性水肿，干咳、胸闷，憋气及哮喘发作。

重度：极为罕见，全身皮痒、充血、风团、血管性水肿、呼吸困难、喘鸣、喉头水肿、窒息、腹痛、尿便失禁、血压下降、晕厥、意识丧失。上述全身不良反应可在皮试后迅速出现（90% 在 30 分钟之内）。

如出现全身性荨麻疹、喉水肿、支气管痉挛及过敏性休克等，应立即于注射部位近心端束止血带，以减少变应原的进一步吸收，同时在上臂皮试处肌内注射 1∶1000 肾上腺素，成人 0.3~0.5 毫升/次，儿童 0.01ml/kg，最大量不超过 0.3ml，5~15 分钟可重复注射。

（二）免疫治疗

1. 局部不良反应

免疫治疗注射局部出现风团即视为局部不良反应，局部处理原则同皮内试验，注射液量调整原则参前。长期注射后注射局部可形成硬结，可在注射 24 小时后局部热敷。

2. 全身不良反应

处理原则同皮内试验。剂量调整原则参前。

八、禁忌

（一）皮内试验

1. 有严重过敏反应病史者慎做皮试。

2. 心脑血管疾病患者。

3. 处于发作期的重度特应性皮炎患者。

4. 处于哮喘发作期者（$FEV_1 \leqslant 75\%$）。

5. 皮试部位有大片皮疹者。

6. 银屑病患者。

（二）免疫治疗

1. 绝对禁忌证

（1）严重自身免疫性疾病、心血管疾病、癌症及慢性感染性疾病者。

（2）哮喘控制不满意，即使用最佳药物治疗，肺功能仍持续降低，FEV_1低于预测值70%的患者。

（3）应用β受体阻断剂治疗（包括局部应用）者。

（4）不合作或有严重心理或精神疾病的患者。

2. 相对禁忌证

（1）妊娠：目前尚无该药致畸危险的文献报道，因起始阶段治疗有诱发严重过敏反应的风险，可能对胎儿不利，故对于妊娠或计划妊娠的女性不建议开始新的免疫治疗，对维持治疗过程中妊娠的患者，可在详细询问病史并得到患者同意后继续进行。维持治疗对患者如有任何诱发不良反应的风险，均应建议中止原有治疗。

（2）重症特应性皮炎急性发作期应暂时中止免疫治疗，待症状缓解后方可恢复。

九、注意事项

（一）皮内试验

1. 皮试前应停用口服抗组胺药，停药时间应长于5个半衰期，一般抗组胺药应停药3天，长效抗组胺药（如阿司米唑）应停药4~6周，否则可能造成假阴性反应。

2. 全身用糖皮质激素对皮肤试验有一定影响，是否需停药，应由医生判断，不建议为做皮试停用全身治疗用药。

3. 皮肤划痕征可能引起皮试的假阳性反应。

4. 考虑到婴幼儿的耐受性，对5岁以下小儿首先考虑采用体外试验。

5. 应备有抢救严重过敏反应的设备、药物和应急预案，常备注射用1:1000肾上腺素和抢救车。

（二）免疫治疗

1. 临床确诊洋白蜡花粉变应原过敏者方可用本制剂进行免疫治疗，不可滥用。

2. 应在国家卫生行政管理部门认可的、有严重过敏反应抢救设备及资质的正规医疗机构注射，**严禁患者在家中自行注射。否则后果自负！**

3. 每次注射后需嘱患者在医院观察 30 分钟，以免发生严重不良反应而无法得到及时处理。

4. 注射前及注射后当天不要饮酒、热水沐浴澡或参加剧烈运动，以免加速变应原的吸收，诱发严重不良反应。

5. 在免疫治疗过程中，如遇感冒（特别是发热）、哮喘发作、注射其他传染病疫苗等情况，应推迟注射，推迟时间及何时继续治疗请遵医嘱。

6. 如中断注射，延迟时间超过 2 周者，继续治疗需调整注射液量，具体调整方案参前或遵医嘱。

7. 在免疫治疗过程中，如需应用 β 受体阻断剂（如美托洛尔）治疗，需暂停免疫治疗。

8. 每次注射前，必须认真核对注射液的变应原种类、浓度，以及注射液量，确保变应原成分准确无误。

9. 换用新批号注射液时，应适当降低第一针的注射液量（如用 2 号液 0.5 毫升/次维持治疗者，换新批号注射液先从 0.2 毫升/次开始，逐渐增至 0.5 毫升/次维持。）

10. 应备有注射用 1∶1000 肾上腺素，以供偶发严重过敏反应时抢救用。

11. 注射本制剂前一周和后一周内（共 2 周时间内）不建议注射其他疫苗。

12. 建议哮喘患者在免疫治疗期间常规做呼气峰流速监测，当峰流速值比个人最佳值下降超过 20% 时应暂停免疫治疗，并及时用平喘药物控制症状，待症状缓解才可恢复免疫治疗。

13. 如需同时分别注射两类变应原注射液，两次注射间隔应为 30 分钟以上，并分别于左右两侧上臂注射。

十、贮藏

2~8℃避光保存和运输，防止冻结。

十一、包装规格

中性硼硅玻璃管制注射剂瓶，总蛋白含量 1.50 毫克/瓶，5 毫升/瓶。

十二、有效期

暂定 12 个月。

十三、配制单位

配制单位名称：中国医学科学院北京协和医院

配制地址：北京市通州区台湖镇新华联工业园区 1 号厂房

联系电话：010-52118971，52105935（传真）

第八节　猫毛皮屑变应原注射剂

本制剂仅限本医疗机构使用

本制剂必须在经变态反应专业培训并有免疫治疗经验的医生指导下使用

本制剂每次注射必须在有严重过敏反应抢救设备和资质的医疗单位进行

一、制剂名称

中文名称：猫毛皮屑变应原注射液（须稀释后使用）

英文名称：Cat hair & dander Allergen Injection（Allergen Concentration，only can be used after dilution）

汉语拼音：maomao pixie bianyingyuan zhusheye（xu xishi hou shiyong）

二、成分

有效成分为猫毛皮屑水溶性蛋白。

三、性状

淡黄色液体，久置可有少许沉淀。

四、适应证

稀释后用于猫毛皮屑诱发的过敏性鼻炎、过敏性结膜炎及过敏性哮喘的体内特异性诊断（变应原皮内试验）及特异性免疫治疗。

注：猫毛皮屑变应原见图 2-29。

五、规格

总蛋白含量0.60毫克/瓶，5毫升/瓶。

六、用法用量

（一）皮内试验

将本品用9毫升/瓶的专用变应原溶媒进行10倍倍比稀释，即取1ml原液置于9ml溶媒中制成1:10稀释液（称1号液），再取1ml1号液置于9ml溶媒中制成1:100稀释液（称2号液），以此类推。通常用2号液进行本制剂的皮内试验（高度敏感者可选更高稀释度的3号液或4号液做皮内试验）。方法：将0.02ml2号液皮内注射于受试者上臂内侧，15分钟后观察结果，以下表所列的标准进行记录。

分级	风团直径（mm）	红晕
"-"	<5	无
"+"	≥5	轻度红晕
"++"	≥10	直径>10mm
"+++"	≥15	同上
"++++"	≥20	同上

注：如有伪足加一级。

（二）免疫治疗

免疫治疗分起始治疗和维持治疗两个阶段。

给药方法：皮下注射；注射部位：上臂内侧，可轮流在左右臂注射。用两指按住上臂皮肤，针头与皮肤表面成30°~60°，进针约1cm。为避免将注射液直接注入血管，注射前应轻轻回抽，皮下注射推注必须缓慢，注射速度控制在1ml/min，每0.2ml回抽一次，如果回抽到血液，应停止注射，弃去被血液污染的注射液，观察患者30分钟，如果无明显全身反应，可重新抽取剩余剂量的注射液再次注射。

1. 起始治疗阶段

（1）起始浓度的选择：起始浓度的选择必须因人而异，主要依据皮肤试验反应强度，原则是反应轻者起始浓度较高，反应重者起始浓度较低。通常皮内试验结果为"+"，起始浓度选择6号液；皮内试验结果"++"～"+++"，选择8号液；如皮内试验大于或等于"++++"，说明患者对该变应原反应强烈，应谨慎选择起始浓度，建议采用皮肤试验终点滴定法确定起始浓度。皮肤试验终点滴定法即用从低至高、连续10倍倍比稀释变应原注射液（如10号液、9号液、8号液）为患者做一系列皮内试验，皮肤反应转为阴性时的浓度为终点浓度，选择比终点低一级的浓度作为免疫治疗起始浓度。

（2）起始治疗阶段注射液量递增方法

1）常规方法：从起始浓度开始，由低浓度至高浓度逐渐进行皮下注射，每周两次，每一浓度注射10次。每一浓度注射液量从0.1ml开始，以后依次递增，每次递增0.1ml，到第十次注射液量为1ml，然后更换高一级浓度的变应原注射液（如8号液换成7号液）。当变应原注射液浓度增至1∶100（2号液）0.5ml时达到常规治疗的最高浓度，可过渡到维持治疗阶段。

2）改良方法：每一浓度变应原注射液从0.1ml开始，经0.15ml、0.25ml、0.4ml、0.6ml、0.8ml共6次注射后进入高一级浓度注射。改良法可用于稀释度较高的变应原制剂，建议尘螨、真菌等免疫治疗全程采用改良方法，花粉症患者推荐仅在12至6号药用改良方法注射，进入5号以后改用常规脱敏方法。

2. 维持治疗阶段

此阶段变应原浓度和注射液量不再递增，常用维持剂量是1∶100（2号液）每次注射0.5ml，每周两次。维持治疗1~2年后可根据症状缓解情况酌情延长注射间隔，如改为每周1次。因患者敏感程度不同，在常规治疗阶段，部分高敏者注射3号甚至4号液时即出现局部或全身过敏不良反应，故不应强求必须用2号液维持治疗。对高度敏感患者可用较低浓度（如3号液或4号液）维持注射。

维持阶段的注射次数和注射液量可依据患者实际情况由医生调整，最佳维持剂量是指获得最佳临床效果同时无任何严重不良反应时的个体化剂量。根据患者的临床反应，有些患者的最高注射液量可能高于推荐维持剂量，如部分尘螨过敏患者的维持注射液量可达1ml，因此在确保患者安全的前提下，可逐步增加至2号药每次注射1ml维持。但对花粉过敏患者，推荐用0.5毫升/次的剂量进行维

持治疗。

起始治疗阶段及维持治疗阶段注射液量见图 2-15、图 2-16。

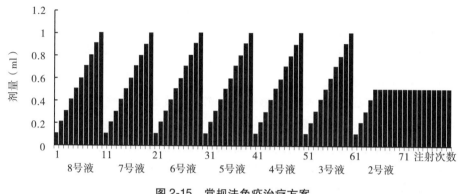

图 2-15　常规法免疫治疗方案

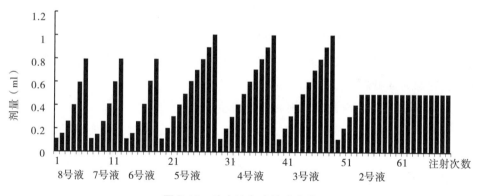

图 2-16　改良法免疫治疗方案

3. 免疫治疗的剂量调整

（1）根据中断注射时间调整注射液量

1）中断注射时间在 2 周之内，无需改变脱敏注射液量。

2）中断注射时间在 4 周之内，退回至上次剂量的 50%。

3）中断注射时间在 8 周之内，退回至上一级浓度的最低剂量。

4）中断注射时间在 12 周之内，退回至上两级浓度的最低剂量。

5）中断注射时间大于 12 周，从起始浓度重新开始。

（2）根据注射后 24 小时内皮肤局部反应调整注射液量

如果局部风团直径超过 5mm，不再递增剂量，可维持剂量重复注射或降低剂量，待风团直径缩小至 5mm 之内再考虑递增剂量。

（3）根据系统性反应调整剂量

1）注射后如出现轻微鼻痒、喷嚏、流清涕、咳嗽，可退回至低 1~2 级浓度的最低注射液量。

2）注射后出现全身皮疹、荨麻疹、哮喘等中度反应，暂时停止注射，用药物对症治疗控制症状以后退回至低 2~3 级浓度的最低注射液量。

3）注射后如出现严重哮喘或严重过敏反应，应立即停止注射，需由医生重新评估患者再恢复免疫治疗，恢复注射浓度及剂量应极其谨慎。

4. 变应原暴露高峰季节注射液量调整

（1）建议在变应原暴露高峰季节避免开始相关变应原注射液的免疫治疗。

（2）变应原高峰季节患者如出现临床症状，可选择停止注射或减少变应原注射液量，如患者无症状则无需减少剂量。对出现症状的患者，可暂停免疫治疗，或退回至低一级浓度重复注射最低剂量，同时采取对症治疗措施使患者临床症状获得有效控制，为安全起见，即使患者症状已被控制，在花粉季节仍应减少花粉变应原的注射液量。

5. 维持治疗阶段新包装制剂的剂量调整

维持治疗阶段每次使用新包装注射制剂，首剂不应超过上次剂量的 50%。

七、不良反应

（一）皮内试验

1. 局部不良反应

局部出现风团和红晕，此为正常阳性反应，但如风团和红晕反应过大（风团直径>40mm），应视为局部不良反应。皮试 5~6 小时后在注射局部可出现迟发相反应，水肿加重，范围扩大，甚至可波及整个前臂，皮肤充血，皮温升高，剧烈瘙痒，胀痛，轻者 24 小时，重者则需 2~3 天甚至 1 周方可逐渐消退。对于局部红肿和瘙痒等迟发反应，轻者可不予处理自行缓解，重度者可进行冷敷、口服抗组胺药、局部使用糖皮质激素外用制剂。如局部反应严重同时合并全身过敏症状

者，可在风团或水肿周围多点局部封闭注射 1∶1000 肾上腺素，成人注射液量不超过 0.3~0.5ml，儿童 0.01ml/kg，最高剂量不超过 0.3ml。

2. 全身过敏反应

轻度：表现为过敏性鼻炎、结膜炎症状，如喷嚏、流涕、眼痒、眼结膜充血水肿。

中度：全身急性荨麻疹或血管性水肿，干咳、胸闷，憋气及哮喘发作。

重度：极为罕见，全身皮痒、充血、风团、血管性水肿、呼吸困难、喘鸣、喉头水肿、窒息、腹痛、尿便失禁、血压下降、晕厥、意识丧失。上述全身不良反应可在皮试后迅速出现（90%在 30 分钟之内）。

如出现全身性荨麻疹、喉水肿、支气管痉挛及过敏性休克等，应立即于注射部位近心端束止血带，以减少变应原的进一步吸收，同时在上臂皮试处肌内注射 1∶1000 肾上腺素，成人 0.3~0.5 毫升/次，儿童 0.01ml/kg，最大量不超过 0.3ml，5~15 分钟可重复注射。

（二）免疫治疗

1. 局部不良反应

免疫治疗注射局部出现风团即视为局部不良反应，局部处理原则同皮内试验，注射液量调整原则参前。长期注射后注射局部可形成硬结，可在注射 24 小时后局部热敷。

2. 全身不良反应

处理原则同皮内试验。剂量调整原则参前。

八、禁忌

（一）皮内试验

1. 有严重过敏反应病史者慎做皮试。

2. 心脑血管疾病患者。

3. 处于发作期的重度特应性皮炎患者。

4. 处于哮喘发作期者（$FEV_1 \leqslant 75\%$）。

5. 皮试部位有大片皮疹者。

6. 银屑病患者。

(二) 免疫治疗

1. 绝对禁忌证

(1) 严重自身免疫性疾病、心血管疾病、癌症及慢性感染性疾病者。

(2) 哮喘控制不满意，即使用最佳药物治疗，肺功能仍持续降低，FEV_1 低于预测值70%的患者。

(3) 应用 β 受体阻断剂治疗（包括局部应用）者。

(4) 不合作或有严重心理或精神疾病的患者。

2. 相对禁忌证

(1) 妊娠：目前尚无该药致畸危险的文献报道，因起始阶段治疗有诱发严重过敏反应的风险，可能对胎儿不利，故对于妊娠或计划妊娠的女性不建议开始新的免疫治疗，对维持治疗过程中妊娠的患者，可在详细询问病史并得到患者同意后继续进行。维持治疗对患者如有任何诱发不良反应的风险，均应建议中止原有治疗。

(2) 重症特应性皮炎急性发作期应暂时中止免疫治疗，待症状缓解后方可恢复。

九、注意事项

(一) 皮内试验

1. 皮试前应停用口服抗组胺药，停药时间应长于 5 个半衰期，一般抗组胺药应停药 3 天，长效抗组胺药（如阿司米唑）应停药 4~6 周，否则可能造成假阴性反应。

2. 全身用糖皮质激素对皮肤试验有一定影响，是否需停药，应由医生判断，不建议为做皮试停用全身治疗用药。

3. 皮肤划痕征可能引起皮试的假阳性反应。

4. 考虑到婴幼儿的耐受性，对 5 岁以下小儿首先考虑采用体外试验。

5. 应备有抢救严重过敏反应的设备、药物和应急预案，常备注射用 1 : 1000 肾上腺素和抢救车。

(二) 免疫治疗

1. 临床确诊猫毛皮屑变应原过敏者方可用本制剂进行免疫治疗，不可滥用。

2. 应在国家卫生行政管理部门认可的、有严重过敏反应抢救设备及资质的正规医疗机构注射，**严禁患者在家中自行注射。否则后果自负！**

3. 每次注射后需嘱患者在医院观察 30 分钟，以免发生严重不良反应而无法得到及时处理。

4. 注射前及注射后当天不要饮酒、洗热水澡或参加剧烈运动，以免加速变应原的吸收，诱发严重不良反应。

5. 在免疫治疗过程中，如遇感冒（特别是发热）、哮喘发作、注射其他传染病疫苗等情况，应推迟注射，推迟时间及何时继续治疗请遵医嘱。

6. 如中断注射，延迟时间超过 2 周者，继续治疗需调整注射液量，具体调整方案参前或遵医嘱。

7. 在免疫治疗过程中，如需应用 β 受体阻断剂（如倍他乐克）治疗，需暂停免疫治疗。

8. 每次注射前，必须认真核对注射液的变应原种类、浓度，以及注射液量，确保变应原成分准确无误。

9. 换用新批号注射液时，应适当降低第一针的注射液量（如用 2 号液 0.5 毫升/次维持治疗者，换新批号注射液先从 0.2 毫升/次开始，逐渐增至 0.5 毫升/次维持。）

10. 应备有注射用 1:1000 肾上腺素，以供偶发严重过敏反应时抢救用。

11. 注射本制剂前一周和后一周内（共 2 周时间内）不建议注射其他疫苗。

12. 建议哮喘患者在免疫治疗期间常规做呼气峰流速监测，当峰流速值比个人最佳值下降超过 20% 时应暂停免疫治疗，并及时用平喘药物控制症状，待症状缓解才可恢复免疫治疗。

13. 如需同时分别注射两类变应原注射液，两次注射间隔应为 30 分钟以上，并分别于左右两侧上臂注射。

十、贮藏

2～8℃避光保存和运输，防止冻结。

十一、包装规格

中性硼硅玻璃管制注射剂瓶，总蛋白含量 0.60 毫克/瓶，5 毫升/瓶。

十二、有效期

暂定 12 个月。

十三、配制单位

配制单位名称：中国医学科学院北京协和医院

配制地址：北京市通州区台湖镇新华联工业园区 1 号厂房

联系电话：010-52118971，52105935（传真）

第九节　狗毛皮屑变应原注射剂

本制剂仅限本医疗机构使用

本制剂必须在经变态反应专业培训并有免疫治疗经验的医生指导下使用

本制剂每次注射必须在有严重过敏反应抢救设备和资质的医疗单位进行

一、制剂名称

中文名称：狗毛皮屑变应原注射液（须稀释后使用）

英文名称：Dog hair & dander Allergen Injection（Allergen Concentration，only can be used after dilution）

汉语拼音：Goumao Pixie Bianyingyuan Zhusheye（Xu Xishi Hou Shiyong）

二、成分

有效成分为狗毛皮屑水溶性蛋白。

三、性状

淡黄色至黄色液体，久置可有少许沉淀。

四、适应证

稀释后用于狗毛皮屑诱发的过敏性鼻炎、过敏性结膜炎及过敏性哮喘的体内特异性诊断（变应原皮内试验）及特异性免疫治疗。

注：狗毛皮屑变应原见图 2-30。

五、规格

总蛋白含量 0.75 毫克/瓶，5 毫升/瓶。

六、用法用量

（一）皮内试验

将本品用 9 毫升/瓶的专用变应原溶媒进行 10 倍倍比稀释，即取 1ml 原液置于 9ml 溶媒中制成 1∶10 稀释液（称 1 号液），再取 1ml 1 号液置于 9ml 溶媒中制成 1∶100 稀释液（称 2 号液），以此类推。通常用 2 号液进行本制剂的皮内试验（高度敏感者可选更高稀释度的 3 号液或 4 号液做皮内试验）。方法：将 0.02ml 2 号液皮内注射于受试者上臂内侧，15 分钟后观察结果，以下表所列的标准进行记录。

分级	风团直径（mm）	红晕
"﹣"	<5	无
"+"	≥5	轻度红晕
"++"	≥10	直径>10mm
"+++"	≥15	同上
"++++"	≥20	同上

注：如有伪足加一级。

（二）免疫治疗

免疫治疗分起始治疗和维持治疗两个阶段。

给药方法：皮下注射；注射部位：上臂内侧，可轮流在左右臂注射。用两指按住上臂皮肤，针头与皮肤表面成 30°~60°，进针约 1cm。为避免将注射液直接注入血管，注射前应轻轻回抽，皮下注射推注必须缓慢，注射速度控制在 1ml/min，每 0.2ml 回抽一次，如果回抽到血液，应停止注射，弃去被血液污染的注射液，观察患者 30 分钟，如果无明显全身反应，可重新抽取剩余剂量的注

射液再次注射。

1. 起始治疗阶段

（1）起始浓度的选择：起始浓度的选择必须因人而异，主要依据皮肤试验反应强度，原则是反应轻者起始浓度较高，反应重者起始浓度较低。通常皮内试验结果为"+"，起始浓度选择6号液；皮内试验结果"++"～"+++"，选择8号液；如皮内试验大于或等于"++++"，说明患者对该变应原反应强烈，应谨慎选择起始浓度，建议采用皮肤试验终点滴定法确定起始浓度。皮肤试验终点滴定法即用从低至高、连续10倍倍比稀释变应原注射液（如10号液、9号液、8号液）为患者做一系列皮内试验，皮肤反应转为阴性时的浓度为终点浓度，选择比终点低一级的浓度作为免疫治疗起始浓度。

（2）起始治疗阶段注射液量递增方法

1）常规方法：从起始浓度开始，由低浓度至高浓度逐渐进行皮下注射，每周两次，每一浓度注射10次。每一浓度注射液量从0.1ml开始，以后依次递增，每次递增0.1ml，到第十次注射液量为1ml，然后更换高一级浓度的变应原注射液（如8号液换成7号液）。当变应原注射液浓度增至1:100（2号液）0.5ml时达到常规治疗的最高浓度，可过渡到维持治疗阶段。

2）改良方法：每一浓度变应原注射液从0.1ml开始，经0.15ml、0.25ml、0.4ml、0.6ml、0.8ml共6次注射后进入高一级浓度注射。改良法可用于稀释度较高的变应原制剂，建议尘螨、真菌等免疫治疗全程采用改良方法，花粉症患者推荐仅在12至6号药用改良方法注射，进入5号以后改用常规脱敏方法。

2. 维持治疗阶段

此阶段变应原浓度和注射液量不再递增，常用维持剂量是1:100（2号液）每次注射0.5ml，每周两次。维持治疗1～2年后可根据症状缓解情况酌情延长注射间隔，如改为每周1次。因患者敏感程度不同，在常规治疗阶段，部分高敏者注射3号甚至4号液时即出现局部或全身过敏不良反应，故不应强求必须用2号液维持治疗。对高度敏感患者可用较低浓度（如3号液或4号液）维持注射。

维持阶段的注射次数和注射液量可依据患者实际情况由医生调整，最佳维持剂量是指获得最佳临床效果同时无任何严重不良反应时的个体化剂量。根据患者的临床反应，有些患者的最高注射液量可能高于推荐维持剂量，如部分尘螨过敏患者的维持注射液量可达1ml，因此在确保患者安全的前提下，可逐步增加至2号药每次注射1ml维持。但对花粉过敏患者，推荐用0.5毫升/次的剂量进行维

持治疗。

　　起始治疗阶段及维持治疗阶段注射液量见图 2-17、图 2-18。

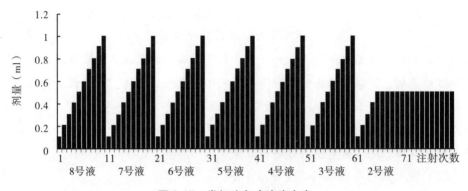

图 2-17　常规法免疫治疗方案

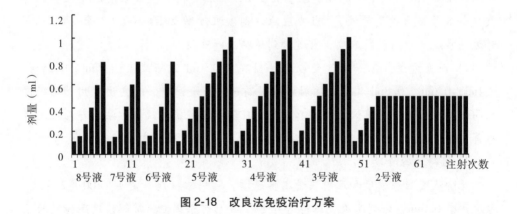

图 2-18　改良法免疫治疗方案

3. 免疫治疗的剂量调整

(1) 根据中断注射时间调整注射液量

1) 中断注射时间在 2 周之内，无需改变脱敏注射液量。

2) 中断注射时间在 4 周之内，退回至上次剂量的 50%。

3) 中断注射时间在 8 周之内，退回至上一级浓度的最低剂量。

4) 中断注射时间在 12 周之内，退回至上两级浓度的最低剂量。

5）中断注射时间大于 12 周，从起始浓度重新开始。

（2）根据注射后 24 小时内皮肤局部反应调整注射液量：如果局部风团直径超过 5mm，不再递增剂量，可维持剂量重复注射或降低剂量，待风团直径缩小至 5mm 之内再考虑递增剂量。

（3）根据系统性反应调整剂量

1）注射后如出现轻微鼻痒、喷嚏、流清涕、咳嗽，可退回至低 1~2 级浓度的最低注射液量。

2）注射后出现全身皮疹、荨麻疹、哮喘等中度反应，暂时停止注射，用药物对症治疗控制症状以后退回至低 2~3 级浓度的最低注射液量。

3）注射后如出现严重哮喘或严重过敏反应，应立即停止注射，需由医生重新评估患者再恢复免疫治疗，恢复注射浓度及剂量应极其谨慎。

4. 变应原暴露高峰季节注射液量调整

（1）建议在变应原暴露高峰季节避免开始相关变应原注射液的免疫治疗。

（2）变应原高峰季节患者如出现临床症状，可选择停止注射或减少变应原注射液量，如患者无症状则无需减少剂量。对出现症状的患者，可暂停免疫治疗，或退回至低一级浓度重复注射最低剂量，同时采取对症治疗措施使患者临床症状获得有效控制，为安全起见，即使患者症状已被控制，在花粉季节仍应减少花粉变应原的注射液量。

5. 维持治疗阶段新包装制剂的剂量调整

维持治疗阶段每次使用新包装注射制剂，首剂不应超过上次剂量的 50%。

七、不良反应

（一）皮内试验

1. 局部不良反应

局部出现风团和红晕，此为正常阳性反应，但如风团和红晕反应过大（风团直径 >40mm），应视为局部不良反应。皮试 5~6 小时后在注射局部可出现迟发相反应，水肿加重，范围扩大，甚至可波及整个前臂，皮肤充血，皮温升高，剧烈瘙痒，胀痛，轻者 24 小时，重者则需 2~3 天甚至 1 周方可逐渐消退。对于局部红肿和瘙痒等迟发反应，轻者可不予处理自行缓解，重度者可进行冷敷、口服抗组胺药、局部使用糖皮质激素外用制剂。如局部反应严重同时合并全身过敏症状者，可在风团或水肿周围多点局部封闭注射 1∶1000 肾上腺素，成人注射液量不超过 0.3~0.5ml，儿童 0.01ml/kg，最高剂量不超过 0.3ml。

2. 全身过敏反应

轻度：表现为过敏性鼻炎、结膜炎症状，如喷嚏、流涕、眼痒、眼结膜充血水肿；

中度：全身急性荨麻疹或血管性水肿，干咳、胸闷，憋气及哮喘发作。

重度：极为罕见，全身皮痒、充血、风团、血管性水肿、呼吸困难、喘鸣、喉头水肿、窒息、腹痛、尿便失禁、血压下降、晕厥、意识丧失。上述全身不良反应可在皮试后迅速出现（90% 在 30 分钟之内）。

如出现全身性荨麻疹、喉水肿、支气管痉挛及过敏性休克等，应立即于注射部位近心端束止血带，以减少变应原的进一步吸收，同时在上臂皮试处肌内注射 1∶1000 肾上腺素，成人 0.3~0.5 毫升/次，儿童 0.01ml/kg，最大量不超过 0.3ml，5~15 分钟可重复注射。

（二）免疫治疗

1. 局部不良反应

免疫治疗注射局部出现风团即视为局部不良反应，局部处理原则同皮内试验，注射液量调整原则参前。长期注射后注射局部可形成硬结，可在注射 24 小时后局部热敷。

2. 全身不良反应

处理原则同皮内试验。剂量调整原则参前。

八、禁忌

（一）皮内试验

1. 有严重过敏反应病史者慎做皮试。

2. 心脑血管疾病患者。

3. 处于发作期的重度特应性皮炎患者。

4. 处于哮喘发作期者（$FEV_1 \leqslant 75\%$）。

5. 皮试部位有大片皮疹者。

6. 银屑病患者。

（二）免疫治疗

1. 绝对禁忌证

（1）严重自身免疫性疾病、心血管疾病、癌症及慢性感染性疾病者。

（2）哮喘控制不满意，即使用最佳药物治疗，肺功能仍持续降低，FEV_1 低于预测值 70% 的患者。

（3）应用 β 受体阻断剂治疗（包括局部应用）者。

（4）不合作或有严重心理或精神疾病的患者。

2. 相对禁忌证

（1）妊娠：目前尚无该药致畸危险的文献报道，因起始阶段治疗有诱发严重过敏反应的风险，可能对胎儿不利，故对于妊娠或计划妊娠的女性不建议开始新的免疫治疗，对维持治疗过程中妊娠的患者，可在详细询问病史并得到患者同意后继续进行。维持治疗对患者如有任何诱发不良反应的风险，均应建议中止原有治疗。

（2）重症特应性皮炎急性发作期应暂时中止免疫治疗，待症状缓解后方可恢复。

九、注意事项

（一）皮内试验

1. 皮试前应停用口服抗组胺药，停药时间应长于 5 个半衰期，一般抗组胺药应停药 3 天，长效抗组胺药（如阿司米唑）应停药 4~6 周，否则可能造成假阴性反应。

2. 全身用糖皮质激素对皮肤试验有一定影响，是否需停药，应由医生判断，不建议为做皮试停用全身治疗用药。

3. 皮肤划痕征可能引起皮试的假阳性反应。

4. 考虑到婴幼儿的耐受性，对 5 岁以下小儿首先考虑采用体外试验。

5. 应备有抢救严重过敏反应的设备、药物和应急预案，常备注射用 1∶1000 肾上腺素和抢救车。

（二）免疫治疗

1. 临床确诊狗毛皮屑变应原过敏者方可用本制剂进行免疫治疗，不可滥用。

2. 应在国家卫生行政管理部门认可的、有严重过敏反应抢救设备及资质的正规医疗机构注射，**严禁患者在家中自行注射**。否则后果自负！

3. 每次注射后需嘱患者在医院观察 30 分钟，以免发生严重不良反应而无法得到及时处理。

4. 注射前及注射后当天不要饮酒、热水沐浴或参加剧烈运动，以免加速变应原的吸收，诱发严重不良反应。

5. 在免疫治疗过程中，如遇感冒（特别是发热）、哮喘发作、注射其他传染病疫苗等情况，应推迟注射，推迟时间及何时继续治疗请遵医嘱。

6. 如中断注射，延迟时间超过 2 周者，继续治疗需调整注射液量，具体调整方案参前或遵医嘱。

7. 在免疫治疗过程中，如需应用 β 受体阻断剂（如倍他乐克）治疗，需暂停免疫治疗。

8. 每次注射前，必须认真核对注射液的变应原种类、浓度，以及注射液量，确保变应原成分准确无误。

9. 换用新批号注射液时，应适当降低第一针的注射液量（如用 2 号液 0.5 毫升/次维持治疗者，换新批号注射液先从 0.2 毫升/次开始，逐渐增至 0.5 毫升/次维持。）

10. 应备有注射用 1：1000 肾上腺素，以供偶发严重过敏反应时抢救用。

11. 注射本制剂前一周和后一周内（共 2 周时间内）不建议注射其他疫苗。

12. 建议哮喘患者在免疫治疗期间常规做呼气峰流速监测，当峰流速值比个人最佳值下降超过 20% 时应暂停免疫治疗，并及时用平喘药物控制症状，待症状缓解才可恢复免疫治疗。

13. 如需同时分别注射两类变应原注射液，两次注射间隔应为 30 分钟以上，并分别于左右两侧上臂注射。

十、贮藏

2~8℃ 避光保存和运输，防止冻结。

十一、包装规格

中性硼硅玻璃管制注射剂瓶，总蛋白含量 0.75 毫克/瓶，5 毫升/瓶。

十二、有效期

暂定 12 个月。

十三、配制单位

配制单位名称：中国医学科学院北京协和医院

配制地址：北京市通州区台湖镇新华联工业园区 1 号厂房

联系电话：010-52118971，52105935（传真）

第十节 枝状枝孢变应原注射剂

本制剂仅限本医疗机构使用

本制剂必须在经变态反应专业培训并有免疫治疗经验的医生指导下使用

本制剂每次注射必须在有严重过敏反应抢救设备和资质的医疗单位进行

一、制剂名称

中文名称：枝状枝孢变应原注射液（须稀释后使用）

英文名称：Cladosporium cladosporioides Allergen Injection（Allergen Concentration, only can be used after dilution）

汉语拼音：zhizhuangzhibao bianyingyuan zhusheye（xu xishi hou shiyong）

二、成分

有效成分为枝状枝孢水溶性蛋白。

三、性状

淡黄色至黄色液体，久置可有少许沉淀。

四、适应证

稀释后用于枝状枝孢诱发的过敏性鼻炎、过敏性结膜炎及过敏性哮喘的体内特异性诊断（变应原皮内试验）及特异性免疫治疗。

注：枝状枝孢变应原见图 2-31。

五、规格

总蛋白含量0.40毫克/瓶，5毫升/瓶。

六、用法用量

（一）皮内试验

将本品用9毫升/瓶的专用变应原溶媒进行10倍倍比稀释，即取1ml注射液置于9ml溶媒中制成1∶10稀释液（称1号液），再取1ml1号液置于9ml溶媒中制成1∶100稀释液（称2号液），以此类推。通常用2号液进行本制剂的皮内试验（高度敏感者可选更高稀释度的3号液或4号液做皮内试验）。方法：将0.02ml2号液皮内注射于受试者上臂内侧，15分钟后观察结果，以下表所列的标准进行记录。

分级	风团直径（mm）	红晕
"－"	<5	无
"＋"	≥5	轻度红晕
"＋＋"	≥10	直径>10mm
"＋＋＋"	≥15	同上
"＋＋＋＋"	≥20	同上

注：如有伪足加一级。

（二）免疫治疗

免疫治疗分起始治疗和维持治疗两个阶段。

给药方法：皮下注射；注射部位：上臂内侧，可轮流在左右臂注射。用两指按住上臂皮肤，针头与皮肤表面成30°~60°，进针约1cm。为避免将注射液直接注入血管，注射前应轻轻回抽，皮下注射推注必须缓慢，注射速度控制在1ml/min，每0.2ml回抽一次，如果回抽到血液，应停止注射，弃去被血液污染的注射液，观察患者30分钟，如果无明显全身反应，可重新抽取剩余剂量的注射液再次注射。

1. 起始治疗阶段

(1) 起始浓度的选择：起始浓度的选择必须因人而异，主要依据皮肤试验反应强度，原则是反应轻者起始浓度较高，反应重者起始浓度较低。通常皮内试验结果为"+"，起始浓度选择6号液；皮内试验结果"++"~"+++"，选择8号液；如皮内试验大于或等于"++++"，说明患者对该变应原反应强烈，应谨慎选择起始浓度，建议采用皮肤试验终点滴定法确定起始浓度。皮肤试验终点滴定法即用从低至高、连续10倍倍比稀释变应原注射液（如10号液、9号液、8号液）为患者做一系列皮内试验，皮肤反应转为阴性时的浓度为终点浓度，选择比终点低一级的浓度作为免疫治疗起始浓度。

(2) 起始治疗阶段注射液量递增方法

1) 常规方法：从起始浓度开始，由低浓度至高浓度逐渐进行皮下注射，每周两次，每一浓度注射10次。每一浓度注射液量从0.1ml开始，以后依次递增，每次递增0.1ml，到第十次注射液量为1ml，然后更换高一级浓度的变应原注射液（如8号液换成7号液）。当变应原注射液浓度增至1∶100（2号液）0.5ml时达到常规治疗的最高浓度，可过渡到维持治疗阶段。

2) 改良方法：每一浓度变应原注射液从0.1ml开始，经0.15ml、0.25ml、0.4ml、0.6ml、0.8ml共6次注射后进入高一级浓度注射。改良法可用于稀释度较高的变应原制剂，建议尘螨、真菌等免疫治疗全程采用改良方法，花粉症患者推荐仅在12至6号药用改良方法注射，进入5号以后改用常规脱敏方法。

2. 维持治疗阶段

此阶段变应原浓度和注射液量不再递增，常用维持剂量是1∶100（2号液）每次注射0.5ml，每周两次。维持治疗1~2年后可根据症状缓解情况酌情延长注射间隔，如改为每周1次。因患者敏感程度不同，在常规治疗阶段，部分高敏者注射3号甚至4号液时即出现局部或全身过敏不良反应，故不应强求必须用2号液维持治疗。对高度敏感患者可用较低浓度（如3号液或4号液）维持注射。

维持阶段的注射次数和注射液量可依据患者实际情况由医生调整，最佳维持剂量是指获得最佳临床效果同时无任何严重不良反应时的个体化剂量。根据患者的临床反应，有些患者的最高注射液量可能高于推荐维持剂量，如部分尘螨过敏患者的维持注射液量可达1ml，因此在确保患者安全的前提下，可逐步增加至2号药每次注射1ml维持。但对花粉过敏患者，推荐用0.5毫升/次的剂量进行维

持治疗。

起始治疗阶段及维持治疗阶段注射液量见图 2-19、图 2-20。

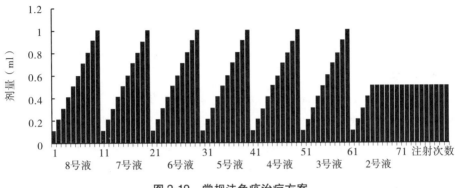

图 2-19　常规法免疫治疗方案

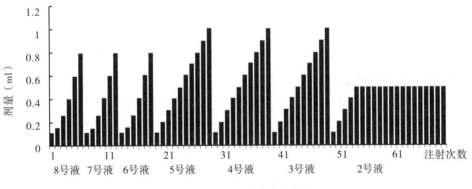

图 2-20　改良法免疫治疗方案

3. 免疫治疗的剂量调整

（1）根据中断注射时间调整注射液量

1）中断注射时间在 2 周之内，无需改变脱敏注射液量。

2）中断注射时间在 4 周之内，退回至上次剂量的 50%。

3）中断注射时间在 8 周之内，退回至上一级浓度的最低剂量。

4）中断注射时间在 12 周之内，退回至上两级浓度的最低剂量。

5）中断注射时间大于 12 周，从起始浓度重新开始。

（2）根据注射后 24 小时内皮肤局部反应调整注射液量：如果局部风团直径超过 5mm，不再递增剂量，可维持剂量重复注射或降低剂量，待风团直径缩小至 5mm 之内再考虑递增剂量。

（3）根据系统性反应调整剂量

1）注射后如出现轻微鼻痒、喷嚏、流清涕、咳嗽，可退回至低 1~2 级浓度的最低注射液量。

2）注射后出现全身皮疹、荨麻疹、哮喘等中度反应，暂时停止注射，用药物对症治疗控制症状以后退回至低 2~3 级浓度的最低注射液量。

3）注射后如出现严重哮喘或严重过敏反应，应立即停止注射，需由医生重新评估患者再恢复免疫治疗，恢复注射浓度及剂量应极其谨慎。

4. 变应原暴露高峰季节注射液量调整

（1）建议在变应原暴露高峰季节避免开始相关变应原注射液的免疫治疗。

（2）变应原高峰季节患者如出现临床症状，可选择停止注射或减少变应原注射液量，如患者无症状则无需减少剂量。对出现症状的患者，可暂停免疫治疗，或退回至低一级浓度重复注射最低剂量，同时采取对症治疗措施使患者临床症状获得有效控制，为安全起见，即使患者症状已被控制，在花粉季节仍应减少花粉变应原的注射液量。

5. 维持治疗阶段新包装制剂的剂量调整

维持治疗阶段每次使用新包装注射制剂，首剂不应超过上次剂量的 50%。

七、不良反应

（一）皮内试验

1. 局部不良反应

局部出现风团和红晕，此为正常阳性反应，但如风团和红晕反应过大（风团直径>40mm），应视为局部不良反应。皮试 5~6 小时后在注射局部可出现迟发相反应，水肿加重，范围扩大，甚至可波及整个前臂，皮肤充血，皮温升高，剧烈瘙痒，胀痛，轻者 24 小时，重者则需 2~3 天甚至 1 周方可逐渐消退。对于局部红肿和瘙痒等迟发反应，轻者可不予处理自行缓解，重度者可进行冷敷、口服抗组胺药、局部使用皮质激素外用制剂。如局部反应严重同时合并全身过敏症状者，可在风团或水肿周围多点局部封闭注射 1 : 1000 肾上腺素，成人注射液量不超过 0.3~0.5ml，儿童 0.01ml/kg，最高剂量不超过 0.3ml。

2. 全身过敏反应

轻度：表现为过敏性鼻炎、结膜炎症状，如喷嚏、流涕、眼痒、眼结膜充血水肿。

中度：全身急性荨麻疹或血管性水肿，干咳、胸闷，憋气及哮喘发作。

重度：极为罕见，全身皮痒、充血、风团、血管性水肿、呼吸困难、喘鸣、喉头水肿、窒息、腹痛、尿便失禁、血压下降、晕厥、意识丧失。上述全身不良反应可在皮试后迅速出现（90% 在 30 分钟之内）。

如出现全身性荨麻疹、喉水肿、支气管痉挛及过敏性休克等，应立即于注射部位近心端束止血带，以减少变应原的进一步吸收，同时在上臂皮试处肌内注射 1 : 1000 肾上腺素，成人 0.3~0.5 毫升/次，儿童 0.01ml/kg，最大量不超过 0.3ml，5~15 分钟可重复注射。

（二）免疫治疗

1. 局部不良反应

免疫治疗注射局部出现风团即视为局部不良反应，局部处理原则同皮内试验，注射液量调整原则参前。长期注射后注射局部可形成硬结，可在注射 24 小时后局部热敷。

2. 全身不良反应

处理原则同皮内试验。剂量调整原则参前。

八、禁忌

（一）皮内试验

1. 有严重过敏反应病史者慎做皮试。

2. 心脑血管疾病患者。

3. 处于发作期的重度特应性皮炎患者。

4. 处于哮喘发作期者（$FEV_1 \leqslant 75\%$）。

5. 皮试部位有大片皮疹者。

6. 银屑病患者。

（二）免疫治疗

1. 绝对禁忌证

（1）严重自身免疫性疾病、心血管疾病、癌症及慢性感染性疾病者。

（2）哮喘控制不满意，即使用最佳药物治疗，肺功能仍持续降低，FEV_1 低于预测值70%的患者。

（3）应用 β 受体阻断剂治疗（包括局部应用）者。

（4）不合作或有严重心理或精神疾病的患者。

2. 相对禁忌证

（1）妊娠：目前尚无该药致畸危险的文献报道，因起始阶段治疗有诱发严重过敏反应的风险，可能对胎儿不利，故对于妊娠或计划妊娠的女性不建议开始新的免疫治疗，对维持治疗过程中妊娠的患者，可在详细询问病史并得到患者同意后继续进行。维持治疗对患者如有任何诱发不良反应的风险，均应建议中止原有治疗。

（2）重症特应性皮炎急性发作期应暂时中止免疫治疗，待症状缓解后方可恢复。

九、注意事项

（一）皮内试验

1. 皮试前应停用口服抗组胺药，停药时间应长于 5 个半衰期，一般抗组胺药应停药 3 天，长效抗组胺药（如阿司米唑）应停药 4~6 周，否则可能造成假阴性反应。

2. 全身用糖皮质激素对皮肤试验有一定影响，是否需停药，应由医生判断，不建议为做皮试停用全身治疗用药。

3. 皮肤划痕征可能引起皮试的假阳性反应。

4. 考虑到婴幼儿的耐受性，对 5 岁以下小儿首先考虑采用体外试验。

5. 应备有抢救严重过敏反应的设备、药物和应急预案，常备注射用 1∶1000 肾上腺素和抢救车。

（二）免疫治疗

1. 临床确诊枝状枝孢变应原过敏者方可用本制剂进行免疫治疗，不可滥用。

2. 应在国家卫生行政管理部门认可的、有严重过敏反应抢救设备及资质的正规医疗机构注射，**严禁患者在家中自行注射。否则后果自负！**

3. 每次注射后需嘱患者在医院观察 30 分钟，以免发生严重不良反应而无法得到及时处理。

4. 注射前及注射后当天不要饮酒、热水沐浴或参加剧烈运动，以免加速变应原的吸收，诱发严重不良反应。

5. 在免疫治疗过程中，如遇感冒（特别是发热）、哮喘发作、注射其他传染病疫苗等情况，应推迟注射，推迟时间及何时继续治疗请遵医嘱。

6. 如中断注射，延迟时间超过 2 周者，继续治疗需调整注射液量，具体调整方案参前或遵医嘱。

7. 在免疫治疗过程中，如需应用 β 受体阻断剂（如美托洛尔）治疗，需暂停免疫治疗。

8. 每次注射前，必须认真核对注射液的变应原种类、浓度，以及注射液量，确保变应原成分准确无误。

9. 换用新批号注射液时，应适当降低第一针的注射液量（如用 2 号液 0.5 毫升/次维持治疗者，换新批号注射液先从 0.2 毫升/次开始，逐渐增至 0.5 毫升/次维持。）

10. 应备有注射用 1∶1000 肾上腺素，以供偶发严重过敏反应时抢救用。

11. 注射本制剂前一周和后一周内（共 2 周时间内）不建议注射其他疫苗。

12. 建议哮喘患者在免疫治疗期间常规做呼气峰流速监测，当峰流速值比个人最佳值下降超过 20% 时应暂停免疫治疗，并及时用平喘药物控制症状，待症状缓解才可恢复免疫治疗。

13. 如需同时分别注射两类变应原注射液，两次注射间隔应为 30 分钟以上，并分别于左右两侧上臂注射。

十、贮藏

2~8℃避光保存和运输，防止冻结。

十一、包装规格

中性硼硅玻璃管制注射剂瓶，总蛋白含量 0.40 毫克/瓶，5 毫升/瓶。

十二、有效期

暂定 12 个月。

十三、配置单位

配制单位名称：中国医学科学院北京协和医院

配制地址：北京市通州区台湖镇新华联工业园区 1 号厂房

联系电话：010-52118971，52105935（传真）

第十一节　链格孢变应原注射剂

本制剂仅限本医疗机构使用

本制剂必须在经变态反应专业培训并有免疫治疗经验的医生指导下使用

本制剂每次注射必须在有严重过敏反应抢救设备和资质的医疗单位进行

一、制剂名称

中文名称：链格孢变应原注射液（须稀释后使用）

英文名称：Alternaria alternata Allergen Injection（Allergen Concentration，only can be used after dilution）

汉语拼音：liangebao bianyingyuan zhusheye（xu xishi hou shiyong）

二、成分

有效成分为链格孢水溶性蛋白。

三、性状

棕黄色至棕色液体，久置可有少许沉淀。

四、适应证

稀释后用于链格孢诱发的过敏性鼻炎、过敏性结膜炎及过敏性哮喘的体内特异性诊断（变应原皮内试验）及特异性免疫治疗。

———————————

注：链格孢变应原见图2-32。

五、规格

总蛋白含量 0.50 毫克/瓶，5 毫升/瓶。

六、用法用量

（一）皮内试验

将本品用 9 毫升/瓶的专用变应原溶媒进行 10 倍倍比稀释，即取 1ml 原液置于 9ml 溶媒中制成 1∶10 稀释液（称 1 号液），再取 1ml 1 号液置于 9ml 溶媒中制成 1∶100 稀释液（称 2 号液），以此类推。通常用 2 号液进行本制剂的皮内试验（高度敏感者可选更高稀释度的 3 号液或 4 号液做皮内试验）。

方法：将 0.02ml 2 号液皮内注射于受试者上臂内侧，15 分钟后观察结果，以下表所列的标准进行记录。

分级	风团直径（mm）	红晕
"–"	<5	无
"+"	≥5	轻度红晕
"++"	≥10	直径>10mm
"+++"	≥15	同上
"++++"	≥20	同上

注：如有伪足加一级。

（二）免疫治疗

免疫治疗分起始治疗和维持治疗两个阶段。

给药方法：皮下注射；注射部位：上臂内侧，可轮流在左右臂注射。用两指按住上臂皮肤，针头与皮肤表面成 30°~60°，进针约 1cm。为避免将注射液直接注入血管，注射前应轻轻回抽，皮下注射推注必须缓慢，注射速度控制在 1ml/min，每 0.2ml 回抽一次，如果回抽到血液，应停止注射，弃去被血液污染的注射液，观察患者 30 分钟，如果无明显全身反应，可重新抽取剩余剂量的注

射液再次注射。

1. 起始治疗阶段

（1）起始浓度的选择：起始浓度的选择必须因人而异，主要依据皮肤试验反应强度，原则是反应轻者起始浓度较高，反应重者起始浓度较低。通常皮内试验结果为"+"，起始浓度选择6号液；皮内试验结果"++"～"+++"，选择8号液；如皮内试验大于或等于"++++"，说明患者对该变应原反应强烈，应谨慎选择起始浓度，建议采用皮肤试验终点滴定法确定起始浓度。皮肤试验终点滴定法即用从低至高、连续10倍倍比稀释变应原注射液（如10号液、9号液、8号液）为患者做一系列皮内试验，皮肤反应转为阴性时的浓度为终点浓度，选择比终点低一级的浓度作为免疫治疗起始浓度。

（2）起始治疗阶段注射液量递增方法

1）常规方法：从起始浓度开始，由低浓度至高浓度逐渐进行皮下注射，每周两次，每一浓度注射10次。每一浓度注射液量从0.1ml开始，以后依次递增，每次递增0.1ml，到第十次注射液量为1ml，然后更换高一级浓度的变应原注射液（如8号液换成7号液）。当变应原注射液浓度增至1:100（2号液）0.5ml时达到常规治疗的最高浓度，可过渡到维持治疗阶段。

2）改良方法：每一浓度变应原注射液从0.1ml开始，经0.15ml、0.25ml、0.4ml、0.6ml、0.8ml共6次注射后进入高一级浓度注射。改良法可用于稀释度较高的变应原制剂，建议尘螨、真菌等免疫治疗全程采用改良方法，花粉症患者推荐仅在12至6号药用改良方法注射，进入5号以后改用常规脱敏方法。

2. 维持治疗阶段

此阶段变应原浓度和注射液量不再递增，常用维持剂量是1:100（2号液）每次注射0.5ml，每周两次。维持治疗1~2年后可根据症状缓解情况酌情延长注射间隔，如改为每周1次。因患者敏感程度不同，在常规治疗阶段，部分高敏者注射3号甚至4号液时即出现局部或全身过敏不良反应，故不应强求必须用2号液维持治疗。对高度敏感患者可用较低浓度（如3号液或4号液）维持注射。

维持阶段的注射次数和注射液量可依据患者实际情况由医生调整，最佳维持剂量是指获得最佳临床效果同时无任何严重不良反应时的个体化剂量。根据患者的临床反应，有些患者的最高注射液量可能高于推荐维持剂量，如部分尘螨过敏患者的维持注射液量可达1ml，因此在确保患者安全的前提下，可逐步增加至2号药每次注射1ml维持。但对花粉过敏患者，推荐用0.5毫升/次的剂量进行维

持治疗。

起始治疗阶段及维持治疗阶段注射液量见图 2-21、图 2-22。

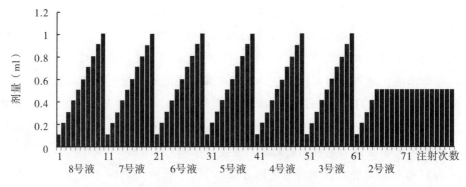

图 2-21 常规法免疫治疗方案

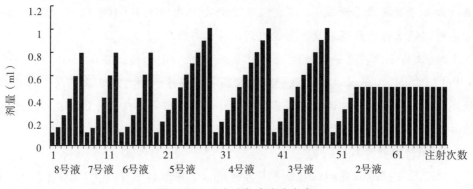

图 2-22 改良法免疫治疗方案

3. 免疫治疗的剂量调整

（1）根据中断注射时间调整注射液量

1）中断注射时间在 2 周之内，无需改变脱敏注射液量。

2）中断注射时间在 4 周之内，退回至上次剂量的 50%。

3）中断注射时间在 8 周之内，退回至上一级浓度的最低剂量。

4）中断注射时间在 12 周之内，退回至上两级浓度的最低剂量。

5）中断注射时间大于 12 周，从起始浓度重新开始。

（2）根据注射后 24 小时内皮肤局部反应调整注射液量：如果局部风团直径超过 5mm，不再递增剂量，可维持剂量重复注射或降低剂量，待风团直径缩小至 5mm 之内再考虑递增剂量。

（3）根据系统性反应调整剂量：

1）注射后如出现轻微鼻痒、喷嚏、流清涕、咳嗽，可退回至低 1~2 级浓度的最低注射液量。

2）注射后出现全身皮疹、荨麻疹、哮喘等中度反应，暂时停止注射，用药物对症治疗控制症状以后退回至低 2~3 级浓度的最低注射液量。

3）注射后如出现严重哮喘或严重过敏反应，应立即停止注射，需由医生重新评估患者再恢复免疫治疗，恢复注射浓度及剂量应极其谨慎。

4. 变应原暴露高峰季节注射液量调整

（1）建议在变应原暴露高峰季节避免开始相关变应原注射液的免疫治疗。

（2）变应原高峰季节患者如出现临床症状，可选择停止注射或减少变应原注射液量，如患者无症状则无需减少剂量。对出现症状的患者，可暂停免疫治疗，或退回至低一级浓度重复注射最低剂量，同时采取对症治疗措施使患者临床症状获得有效控制，为安全起见，即使患者症状已被控制，在花粉季节仍应减少花粉变应原的注射液量。

5. 维持治疗阶段新包装制剂的剂量调整

维持治疗阶段每次使用新包装注射制剂，首剂不应超过上次剂量的 50%。

七、不良反应

（一）皮内试验

1. 局部不良反应

局部出现风团和红晕，此为正常阳性反应，但如风团和红晕反应过大（风团直径>40mm），应视为局部不良反应。皮试 5~6 小时后在注射局部可出现迟发相反应，水肿加重，范围扩大，甚至可波及整个前臂，皮肤充血，皮温升高，剧烈瘙痒，胀痛，轻者 24 小时，重者则需 2~3 天甚至 1 周方可逐渐消退。对于局部红肿和瘙痒等迟发反应，轻者可不予处理自行缓解，重度者可进行冷敷、口服抗组胺药、局部使用糖皮质激素外用制剂。如局部反应严重同时合并全身过敏症状

者，可在风团或水肿周围多点局部封闭注射1：1000肾上腺素，成人注射液量不超过0.3~0.5ml，儿童0.01ml/kg，最高剂量不超过0.3ml。

2. 全身过敏反应

轻度：表现为过敏性鼻炎、结膜炎症状，如喷嚏、流涕、眼痒、眼结膜充血水肿。

中度：全身急性荨麻疹或血管性水肿，干咳、胸闷，憋气及哮喘发作。

重度：极为罕见，全身皮痒、充血、风团、血管性水肿、呼吸困难、喘鸣、喉头水肿、窒息、腹痛、尿便失禁、血压下降、晕厥、意识丧失。上述全身不良反应可在皮试后迅速出现（90%在30分钟之内）。

如出现全身性荨麻疹、喉水肿、支气管痉挛及过敏性休克等，应立即于注射部位近心端束止血带，以减少变应原的进一步吸收，同时在上臂皮试处肌内注射1：1000肾上腺素，成人0.3~0.5毫升/次，儿童0.01ml/kg，最大量不超过0.3ml，5~15分钟可重复注射。

（二）免疫治疗

1. 局部不良反应

免疫治疗注射局部出现风团即视为局部不良反应，局部处理原则同皮内试验，注射液量调整原则参前。长期注射后注射局部可形成硬结，可在注射24小时后局部热敷。

2. 全身不良反应

处理原则同皮内试验。剂量调整原则参前。

八、禁忌

（一）皮内试验

1. 有严重过敏反应病史者慎做皮试。

2. 心脑血管疾病患者。

3. 处于发作期的重度特应性皮炎患者。

4. 处于哮喘发作期者（$FEV_1 \leqslant 75\%$）。

5. 皮试部位有大片皮疹者。

6. 银屑病患者。

（二）免疫治疗

1. 绝对禁忌证

（1）严重自身免疫性疾病、心血管疾病、癌症及慢性感染性疾病者。

（2）哮喘控制不满意，即使用最佳药物治疗，肺功能仍持续降低，FEV_1低于预测值70%的患者。

（3）应用β受体阻断剂治疗（包括局部应用）者。

（4）不合作或有严重心理或精神疾病的患者。

2. 相对禁忌证

（1）妊娠：目前尚无该药致畸危险的文献报道，因起始阶段治疗有诱发严重过敏反应的风险，可能对胎儿不利，故对于妊娠或计划妊娠的女性不建议开始新的免疫治疗，对维持治疗过程中妊娠的患者，可在详细询问病史并得到患者同意后继续进行。维持治疗对患者如有任何诱发不良反应的风险，均应建议中止原有治疗。

（2）重症特应性皮炎急性发作期应暂时中止免疫治疗，待症状缓解后方可恢复。

九、注意事项

（一）皮内试验

1. 皮试前应停用口服抗组胺药，停药时间应长于5个半衰期，一般抗组胺药应停药3天，长效抗组胺药（如阿司米唑）应停药4~6周，否则可能造成假阴性反应。

2. 全身用糖皮质激素对皮肤试验有一定影响，是否需停药，应由医生判断，不建议为做皮试停用全身治疗用药。

3. 皮肤划痕征可能引起皮试的假阳性反应。

4. 考虑到婴幼儿的耐受性，对5岁以下小儿首先考虑采用体外试验。

5. 应备有抢救严重过敏反应的设备、药物和应急预案，常备注射用1∶1000肾上腺素和抢救车。

（二）免疫治疗

1. 临床确诊链格孢变应原过敏者方可用本制剂进行免疫治疗，不可滥用。

2. 应在国家卫生行政管理部门认可的、有严重过敏反应抢救设备及资质的正规医疗机构注射，**严禁患者在家中自行注射。否则后果自负！**

3. 每次注射后需嘱患者在医院观察 30 分钟，以免发生严重不良反应而无法得到及时处理。

4. 注射前及注射后当天不要饮酒、热水沐浴或参加剧烈运动，以免加速变应原的吸收，诱发严重不良反应。

5. 在免疫治疗过程中，如遇感冒（特别是发热）、哮喘发作、注射其他传染病疫苗等情况，应推迟注射，推迟时间及何时继续治疗请遵医嘱。

6. 如中断注射，延迟时间超过 2 周者，继续治疗需调整注射液量，具体调整方案参前或遵医嘱。

7. 在免疫治疗过程中，如需应用 β 受体阻断剂（如美托洛尔）治疗，需暂停免疫治疗。

8. 每次注射前，必须认真核对注射液的变应原种类、浓度，以及注射液量，确保变应原成分准确无误。

9. 换用新批号注射液时，应适当降低第一针的注射液量（如用 2 号液 0.5 毫升/次维持治疗者，换新批号注射液先从 0.2 毫升/次开始，逐渐增至 0.5 毫升/次维持。）

10. 应备有注射用 1∶1000 肾上腺素，以供偶发严重过敏反应时抢救用。

11. 注射本制剂前一周和后一周内（共 2 周时间内）不建议注射其他疫苗。

12. 建议哮喘患者在免疫治疗期间常规做呼气峰流速监测，当峰流速值比个人最佳值下降超过 20% 时应暂停免疫治疗，并及时用平喘药物控制症状，待症状缓解才可恢复免疫治疗。

13. 如需同时分别注射两类变应原注射液，两次注射间隔应为 30 分钟以上，并分别于左右两侧上臂注射。

十、贮藏

2~8℃避光保存和运输，防止冻结。

十一、包装规格

中性硼硅玻璃管制注射剂瓶，总蛋白含量 0.50 毫克/瓶，5 毫升/瓶。

十二、有效期

暂定 12 个月。

十三、配置单位

配制单位名称：中国医学科学院北京协和医院

配制地址：北京市通州区台湖镇新华联工业园区 1 号厂房

联系电话：010-52118971，52105935（传真）

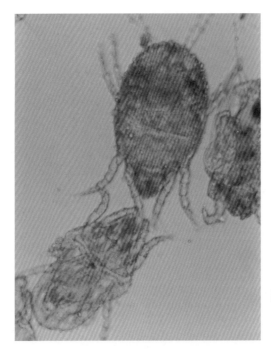

图 2-23　户尘螨

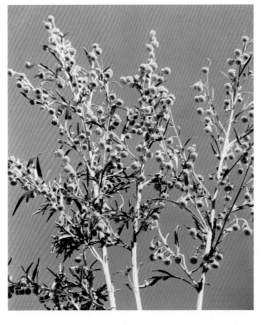

图 2-24　大籽蒿

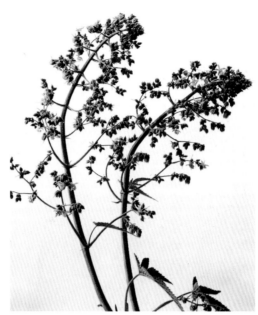

图 2-25　葎草

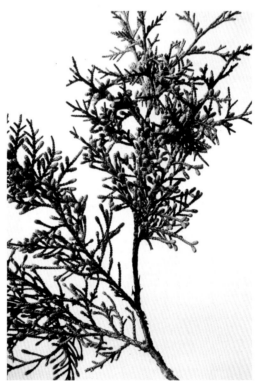

图 2-26　圆柏

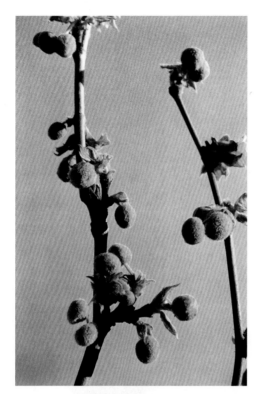

图 2-27　英国梧桐

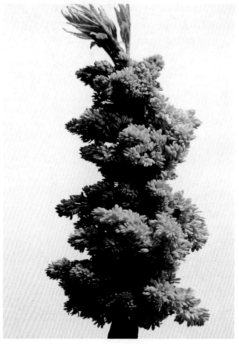

图 2-28　洋白蜡

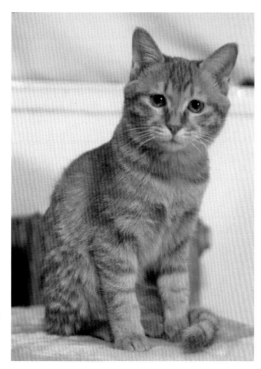

图 2-29 猫

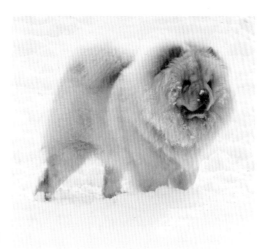

图 2-30 狗

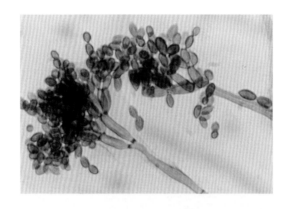

图 2-31　枝状枝孢

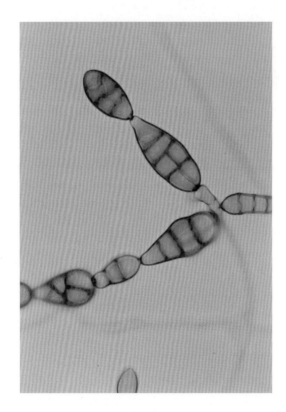

图 2-32　链格孢

第 三 章

常见吸入变应原避免措施

第一节 如何控制尘螨

螨类是一种普遍存在的生物，由于体积很小，只有在显微镜下才能看到，但在各种自然条件或人类的生活环境中都可发现它们的踪迹。螨可引起人体多种过敏反应，如过敏性哮喘、过敏性鼻炎、特应性皮炎和荨麻疹。随着人们居住和办公环境的现代化，与尘螨有关的过敏性疾病发病率迅速增加。

一、尘螨到底是什么?

目前，在变态（过敏）反应学中，在人类居住环境中能诱导人体过敏反应的螨是最应该引起我们注意的。主要是尘螨（dust mite）和仓储螨（storage mite）。在全世界范围内，居室内最具优势的螨类是尘螨（粉尘螨和户尘螨），在热带地区，热带无爪螨也是优势致敏螨类。尘螨寄生的地方主要有：地板（特别是地毯）、床垫、床上用品（如枕头），有时还有衣物；另外，空调的过滤网也容易滋生和藏匿尘螨。螨体碎屑和螨排泄物是尘螨变应原的来源。

二、尘螨与过敏性疾病关系密切

尘螨是最重要、最常见吸入物变应原之一。尘螨的过敏反应可发生在各个年龄阶段，其过敏反应的发病率不断增加。尘螨是过敏性鼻炎最主要的变应原，鼻腔受到尘螨刺激后会出现速发相反应和迟发相反应，此外，可通过长期诱导鼻黏膜炎症，进一步在发展为鼻息肉中起作用。多数过敏性哮喘的发生、发展和症状的持续与尘螨过敏密切相关。

尘螨是特应性皮炎最重要的变应原之一，患者对尘螨的过敏程度与特应性皮炎的病情严重程度密切相关。尘螨引起特应性皮炎的途径有两个：①直接通过皮肤接触引起；②通过吸入尘螨变应原也可引起特应性皮炎；许多特应性皮炎患者往往伴有其他的过敏症状，如哮喘或过敏性鼻炎。

三、尘螨难以消灭，但可以进行控制

由于尘螨很难完全彻底消灭，严格地讲，只能说尘螨可以控制。尘螨控制方法有3个目标：①减少活螨的总量；②降低尘螨变应原的水平；③减少人对前两者的暴露。

在特定的房间达到这3个目标的方法受很多因素影响：最重要的是价格、实施过程的难易程度、查明变应原的来源、使用的化学物质安全性、使用干预方法的潜在效率（收益）。当房间内螨的数量极多、患者过敏反应的症状严重时，就同时采用多种方法。具体控制方法及依据如下：

1. 降低室内相对湿度

将相对湿度控制在50%以下是控制螨及其变应原水平最常用的方法，因为周围相对湿度是影响螨存活的最关键因素。最近研究显示，室内使用高性能吸湿机和空调机降低相对湿度和螨的总量既实用又有效。

2. 使用包装套

用特殊的防螨材料包装床垫和枕头是减少暴露于尘螨及其变应原的有效方法。对于尘螨过敏患者，建议使用这一方法，包装材料由塑料、透气材料、很细的织物纤维或非织物合成材料构成。理想的材料应该是舒适、透气的织物，这样的织物可渗透蒸汽并能阻止螨和螨变应原通过。幼螨的宽度一般大于50/μm，因此，织物小于或等于20/μm可阻止所有螨通过。

3. 床上用品的清洗、烘干和干洗

床单、枕套、毛毯、床垫套每周用等于或高于55℃的热水洗一次可杀死螨和去掉绝大多数螨变应原。用温水或冷水清洗可去除绝大多数变应原。用普通洗衣粉在25℃和至少5分钟条件下，可去除绝大多数螨变应原。如果温度大于55℃、时间维持10分钟，滚动干燥机可杀死所有螨。干洗是杀死螨的有效方法，但是，不能去掉所有变应原。每天洗头也是控制尘螨变应原的好方法。

4. 地毯、窗帘和家庭装饰的更换

地毯、窗帘和家庭装饰织物积聚了碎屑残片和保持潮湿，为螨繁殖提供了理想栖息地。在潮湿地区，应将地毯移除，换为地板。窗（布）帘或遮光帘应换为百叶窗，家庭装饰织物换为乙烯树脂或皮革材质，家具可用木制家具。

5. 地毯真空吸尘

如果家庭必须铺地毯，至少应每周真空吸尘一次，并经常更换吸尘器的袋。吸尘器的袋应是双层或高性能的空气过滤器或中央真空吸尘器末端通向户外，以避免在吸尘过程中过敏原形成气雾。蒸汽清洁地毯可能在这些地方残留足够水分促进螨生长，从而产生反作用。

6. 冷冻软玩具和小件物品

在−20～−17℃冷冻软玩具和小件物品（如枕头和特殊衣物）至少 24 小时后，可清洗这些物品以去除死螨和变应原。在寒冷地带将床垫和枕头在室外放置 24 小时也是一个好方法。

7. 化学杀螨制剂

室内使用化学制剂的关键问题是制剂的安全性，应尽可能减少室内应用化学杀螨剂。

8. 尘螨控制是过敏性疾病整体治疗的一部分

建议对因尘螨诱发的过敏性鼻炎、过敏性哮喘和特应性皮炎患者进行室内尘螨控制措施。

综上所述，尘螨是最重要的室内变应原。由于尘螨与过敏性哮喘、过敏性鼻炎和特应性皮炎关系非常密切，去除螨非常必要，特别是有中度至重度症状时就更重要。在去除螨时，床、地毯、家装和空调是 4 个最重要的地方。

第二节　如何控制霉菌

一、什么是霉菌？霉菌过敏有什么表现？

真菌是自然界分布最广的一类生物体，主要生活方式是腐生或寄生，全世界有 8 万~12 万种，我国约有 4 万种。日常食用的蘑菇、木耳、银耳，中药中的灵芝、茯苓，酿酒、发面用的酵母，酒曲的曲种，产生青霉素的青霉菌（图 3-1）等，都属于真菌。霉菌是真菌的一种，是丝状真菌的俗称。在日常生活中极为常见，如霉变的蔬菜水果，阴暗潮湿的墙角屋檐等。霉菌的基本结构单位是菌丝，直径 3~10μm，菌丝可伸长并产生分枝，许多分枝的菌丝相互交织在一起，形成菌丝体，大量气生菌丝体特化而成子实体，后者可产生孢子（图 3-2）。孢子是真菌进行繁殖的主要方式，有点像植物的种子，但数量极多，体积极小。菌丝和孢子均具有抗原性，后者更强，尤其是直径在 10μm 以下的孢子。常见的致敏霉菌有枝状枝孢、链格孢、曲霉菌、念珠菌等。人体与霉菌接触的过程，即是霉菌致敏人体的过程，包括吸入、食入、接触和注入，以吸入为最主要。因为孢子极小且轻，显微镜下方可见，可以在空气中自由飘散，霉菌过敏者吸入后即可诱发症状，如打喷嚏、流清涕、鼻痒、鼻堵、胸闷、咳嗽，甚至发生哮喘。也有少部分患者表现为眼部症状（眼痒、流泪、刺激感等）、皮肤症状（皮痒、皮疹、灼热、刺激感等）或胃肠道症状（恶心、呕吐、腹痛、腹泻、肠鸣音亢进等）。

二、哪些季节和地区霉菌多？

霉菌容易在潮湿、温暖的环境生长，最适温度为 18~32℃，最适相对湿度为 65% 以上。所以分布有一定的季节性和地区性。如炎热的夏季、湿热的沿海地区等。

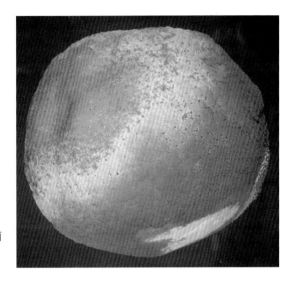

图 3-1　青霉菌

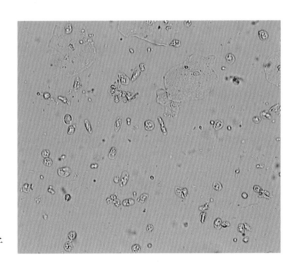

图 3-2　孢子

三、家中哪些地方霉菌多？

地板（或地毯）、浴室或厨房的地面、墙面，地下室的地面、墙面，空调滤网、加湿器、冰箱盛水器、未晾晒干的衣物被褥、浴帘、窗帘、室内长久搁置的食物或水果皮屑等。喜欢养花的朋友注意，盆栽植物的土壤也是霉菌容易生长的地方。

四、如何控制室内霉菌？

霉菌喜湿热，只要控制好室内温度和湿度，霉菌自然不易生长。具体措施如下：

1. 夏季多开窗，保持室内外空气流通，必要时可以使用除湿器，控制湿度在 50% 以下，或者经常使用活性炭，以保持家中干燥。

2. 使用有合适滤网的吸尘器。

3. 避免使用地毯和软垫，如有使用应注意避免潮湿。

4. 衣物完全晾干再收，定期翻晒被褥；发霉的书籍、报纸和衣物应及时清除。

5. 室内和阳台尽量不要摆放盆栽植物，潮湿的土壤里有可能隐藏着大量霉菌。

6. 垃圾桶应放在室外，每天及时清理厨房等处的垃圾，保持厨房干燥，避免霉菌生长。

7. 对于浴室、厨房等不容易保持干燥的地方，可以使用 60°C 热水进行清洁，抑制霉菌生长。

8. 定期用热水清洗窗帘、浴帘。

9. 空调机内储水且温度适宜，会成为某些细菌、霉菌的繁殖孳生地，应定期清洗、更换空调、空气过滤器的滤网。

10. 定期给冰箱除霜、清洗并保持干燥，保持冰箱下的盛水器清洁干燥。

11. 墙壁、天花板上发现大片霉斑时，可以选用防水、防霉好的乳胶漆来重新粉刷。

霉菌过敏的患者除了做好家庭居室的霉菌控制外，还应尽量避免在以下环境逗留：

（1）室内游泳池、蒸汽浴室。

（2）温室花房和植物较多的地方。

（3）地下室、阴暗潮湿的房间。

（4）旧房拆迁处。

（5）阴雨季节的森林、草原等。

第三节　如何预防花粉过敏

气传花粉是导致季节性过敏性鼻炎、过敏性哮喘和过敏性结膜炎的重要原因。花粉浓度与患者的症状严重程度密切相关，因此了解致敏花粉的种类和花粉播散时间，可以选择时段有针对性地进行预防，从而减轻患者的过敏症状。花粉在我国主要分为春季花粉和夏秋季花粉，春季花粉集中在 3~5 月份，常见的春季花粉包括柏树、法国梧桐树、白蜡树、桦树、杨树、柳树、榆树、杉树花粉，夏秋季花粉集中在 8~9 月份。通常从 8 月初立秋开始出现，浓度逐渐升高，一直持续至 10 月国庆节后花粉浓度下降至完全消失，常见的夏秋季花粉包括蒿属花粉、葎草、藜、苍耳、地肤、豚草花粉等（图 2-24~图 2-28，图 3-3~图 3-14）。

花粉季节预防措施：

1. 晴天刮风时花粉浓度较高，应尽量减少外出。

2. 花粉季节尽量避免室外工作及剧烈运动。

3. 花粉季节避免到花粉浓度较高的区域，如春天避免到公园等树木花粉较多的地区，秋天避免爬山或草原等野草花粉较多的地区。

4. 花粉季节外出时需佩戴防花粉口罩和封闭式眼镜，可阻挡花粉与结膜、鼻黏膜等接触。从室外回到室内后尽可能清洗颜面、眼睛、鼻腔等粘有花粉的部位。

5. 每天晚上睡觉前要沐浴以去除身体其他部位粘有的花粉。

6. 在车内时关好车窗，避免花粉飞入诱发症状出现意外，晚间睡觉时关好门窗，有条件者可安装空气净化器，避免夜间花粉在卧室中浓度过高诱发症状。

7. 花粉季节勿将衣服晾在室外，以防止花粉附着在衣服上。

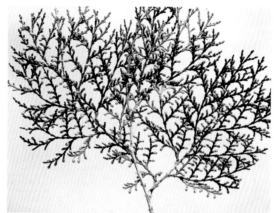

图 3-3 侧柏

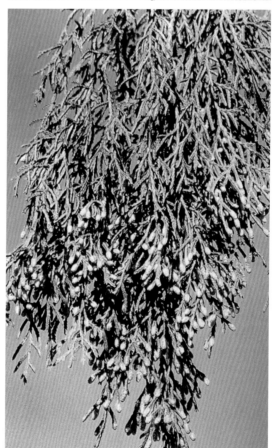

图 3-4 垂柏

注：图片摘自乔秉善《气传致敏花粉图谱》

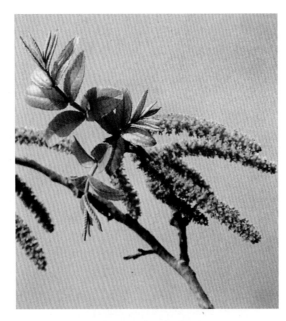

图 3-5　风杨

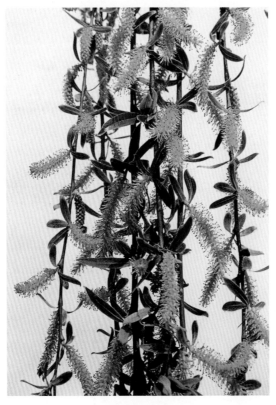

图 3-6　柳树

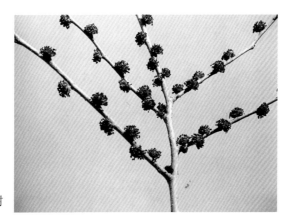

图 3-7 榆树

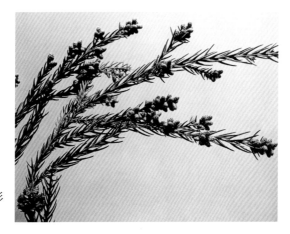

图 3-8 柳杉

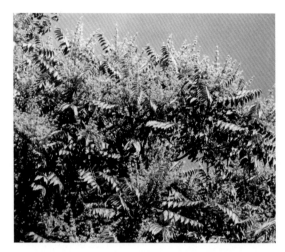

图 3-9　臭椿

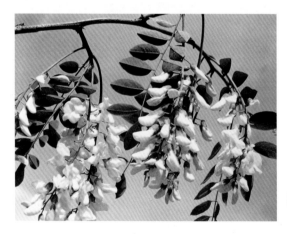

图 3-10　洋槐

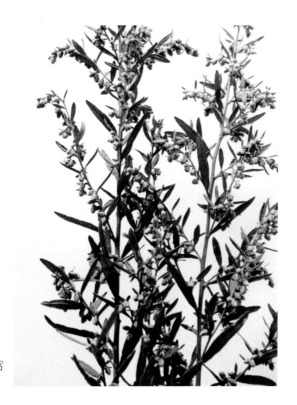

图 3-11 艾蒿

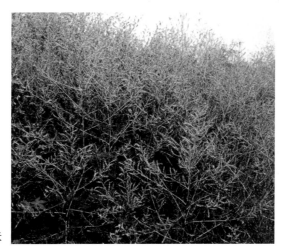

图 3-12 地肤

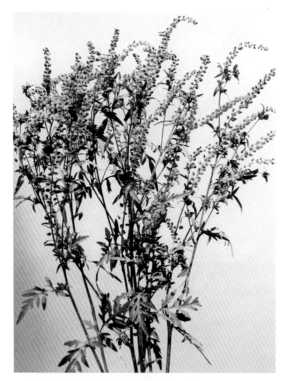

图 3-13　豚草

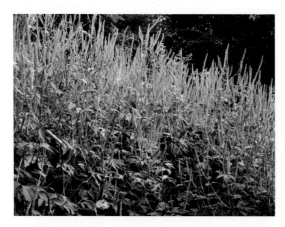

图 3-14　三裂叶豚草

第四节　如何预防宠物过敏

随着人们生活水平的提高，饲养宠物的家庭越来越多，对宠物过敏的患者也逐年增加，宠物过敏已成为全球性的问题，越来越多的引起各国变态反应学家的重视。宠物过敏可引起过敏性鼻炎、过敏性哮喘、过敏性结膜炎、荨麻疹和特应性皮炎等过敏性疾病，如猫、狗的皮屑、唾液、排泄物中均会携带宠物变应原。因猫狗变应原的微小颗粒不易沉降，会长时间飘散于空气中，不利于变应原的清除。

宠物预防措施：

1. 尽可能不在家中饲养宠物。

2. 如必须饲养，尽量让宠物在室外活动，不要让宠物待在家中，更不要待在卧室内。

3. 使用配有特殊集尘袋的吸尘器去除宠物变应原。

4. 使用高效吸附变应原的真空吸尘器。

5. 经常清洗衣服和被褥，去除地毯并彻底除尘。

6. 每周给宠物洗澡 1~2 次。

7. 避免触摸宠物，如果接触了宠物后要立即洗手。

8. 不要到饲养宠物的家中做客。

9. 尽量避免与饲养宠物的人接触，避免乘坐宠物坐过的汽车。

第四章

附　录

1. 如何记录哮喘日记及监测峰流速

哮喘发作令人痛苦不堪，严重时甚至会危及生命，良好的自我管理、合理规律用药能够使哮喘得到控制，显著提高患者生活质量。如何进行自我管理呢？除了按时遵医嘱用药，记好哮喘日记也是非常关键的一步。

首先，您需要准备一个峰流速仪，一个小巧便携的简易肺功能仪（图4-1），在北京协和医院的小卖部或者一般的医疗器械店均可买到，购买时请注意区分儿童和成人。

打开峰流速仪的包装盒子，里面会有一张画着蓝色表格的记录纸，请您把它当做模板多复印几份，将复印件装订成册，以后就在这个装订好的册子上进行记录，或者复印本文后附的"症状及峰流速记录表"（请注意区分儿童和成人）。

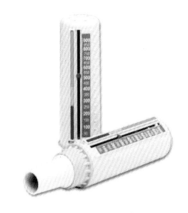

图 4-1　峰流速仪

记录内容：首先是反映肺功能状况的峰流速值。测定时间：①每天早晚固定时间内（如6~8点）各测定一次；②每当主观感到难受准备使用支气管扩张药物时，在用药前先测定峰流速值，用药15分钟后再次测定并记录（注意：当哮喘严重发作，您感到明显呼吸困难时，不宜再行峰流速测定，此时应立即就医）。具体测试方法如下：

1. 将透明接口粗的一头与峰流速仪圆口接口部紧套。

2. 将峰流速仪的红色游标指针轻轻拨到标尺最低处（归零）。

3. 测定 PEF 时应站立进行，尽量吸足气，然后将嘴唇包住接口部，注意嘴唇四周不要漏气，然后在最短的时间内以最快的速度用力将气一下子呼尽。

4. 这时将红色游标指针所指的刻度值记录下来，即最高呼气流量值（PEF值）。

5. 每次测试进行3次，选择3次中最高的一次 PEF 值记入记录表中相应日期下方的对应位置（记录纸中表格纵轴由下往上以峰流速值的大小表示，只需在相应位置画上标记即可，"点""圆圈"或"星号"等符号都可）。注意：进行重复测试每次测试前都要将红色游标指针拨到标尺最低处。在哮喘很好控制的情况下每天测两次，连续两周所测的最高值或连续治疗3周情况稳定时所测的最高值为**个人最佳值**。峰流速值<80%个人最佳值（如您个人最佳值为400，如果测得峰流速值低于400×80%＝320）时，提示哮喘发作，如您正在进行脱敏治疗，此时不宜再行免疫注射，需用药治疗，待肺功能改善即峰流速值上升到个人最佳值80%以上时才可继续根据情况进行免疫治疗，否则有诱发或加重哮喘的风险。

其次，记录用药情况，如正在治疗期间或因主观感到难受如憋气、喘息而临时用药，可在记录纸对应日期下方记上当日所用药物，包括名称、剂量和使用频次。

最好您能详细记录下每日的主观感觉，症状发作时的自觉诱因等，以方便医生在您下次就诊时判断您的病情变化情况，以合理调整用药。

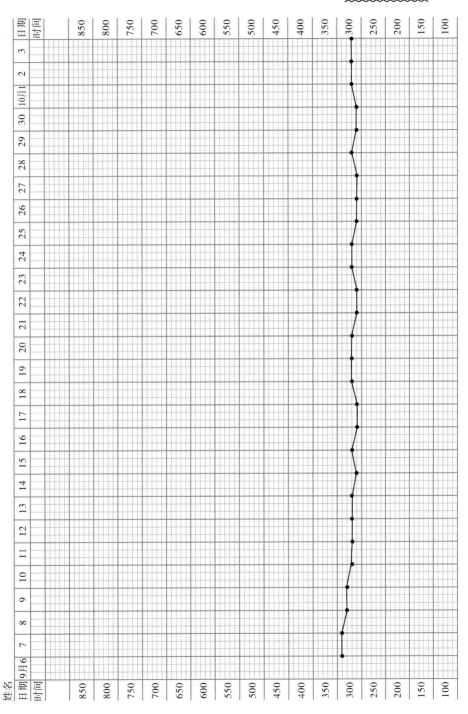

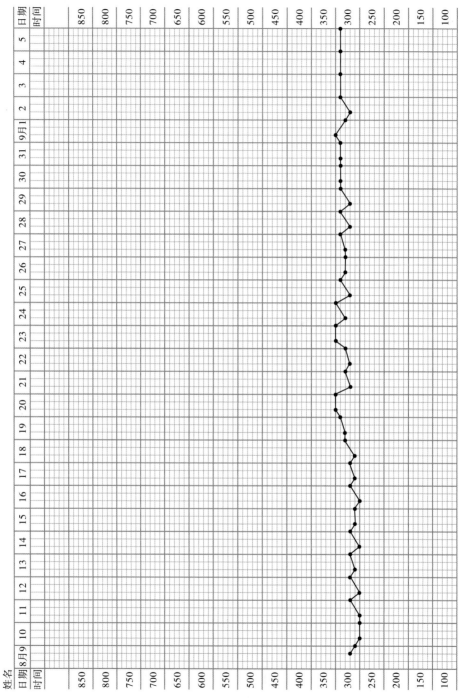

图 4-2　峰流速记录

症状及峰流速值记录表（成人）

		早晚 ...
日期		
症状及次数	喘息	
	咳嗽	
	活动受限	
	夜间憋闷	
诱发因素		
用药情况	控制用药	
	急救用药	
呼吸峰值流速 PEF	750	
	700	
	650	
	600	
	550	
	500	
	450	
	400	
	350	
备注		

如有症状请打"√"，并在后面记录症状出现的次数

症状及峰流速值记录表（儿童）

日期		早晚 早晚 早晚 早晚 早晚 早晚 早晚 早晚 早晚 早晚 早晚 早晚 早晚 早晚 早晚 早晚 早晚
症状及次数	喘息	
	咳嗽	
	活动受限	
	夜间憋闷	
诱发因素		
用药情况	控制用药	
	急救用药	
呼吸峰值流速 PEF	450 400 350 300 250 200 150 100 50	
备注		

如有症状请打"√"，并在后面记录症状出现的次数

2. 15 岁以上人群呼气峰流速正常参考值

15 岁以上人群呼气峰流速（L/min）正常参考值（女性）

年龄（岁）	身高（cm）			
	140	150	160	170
15	394	401	407	414
20	395	401	408	415
25	393	400	407	414
30	390	396	407	410
35	384	390	397	404
40	375	382	389	396
45	365	371	378	385
50	352	359	365	372
55	337	343	350	357
60	319	326	333	339
65	299	306	313	320
70	277	384	291	298
75	253	260	266	273

15 岁以上人群呼气峰流速（L/min）正常参考值（男性）

年龄（岁）	身高（cm）			
	150	160	170	180
15	475	487	498	510
20	514	526	538	550
25	539	551	563	575
30	551	564	566	587
35	552	564	575	587
40	542	554	566	578
45	524	536	548	560
50	499	511	523	535
55	469	481	492	504
60	434	446	458	470
65	397	409	421	533
70	359	371	383	395
75	322	334	345	357

参 考 文 献

广州呼吸病研究所. 最大呼气流量正常值及其在支气管哮喘中的应用. 中华结核和呼吸杂志，1985，3：138-140.

3. 儿童呼气峰流速正常参考值

儿童呼气峰流速正常参考值

身高（cm）	最大呼气峰流速（均数±标准差，L/min）	
	男	女
90～	104±21	102±19
100～	131±22	123±24
110～	159±22	143±25
120～	212±32	220±30
130～	360±62	248±55
140～	366±34	353±42
150～	416±53	385±52

参 考 文 献

陈庆宜与曾超燕. 广州地区正常少年儿童最大呼气流速值测定. 中华儿科杂志, 1996,
34（4）：279.

4. 免疫治疗知情同意书

尊敬的患者：

您好！

经过您的经治医生询问您的病史、查体，结合皮肤试验、血清特异性 IgE 结果，您被确诊：□过敏性鼻炎，□过敏性哮喘，□过敏性结膜炎，□特应性皮炎，□其他，且致敏过敏原已经明确。根据您的病情，建议您长期接受免疫治疗。在接受免疫治疗之前，请您阅读以下有关免疫治疗的有关信息：

一、什么是免疫治疗？为什么要进行免疫治疗？

免疫治疗全称过敏原特异性免疫治疗，又叫脱敏治疗，是指对于一部分过敏性疾病如过敏性鼻炎及过敏性哮喘，确定患者的致敏变应原后，用逐渐增加剂量的变应原提取液长时间给予注射，逐渐提高患者对致敏变应原的耐受能力，使患者再次接触过敏原后，症状减轻甚至不出现症状，从而减少或免除对症治疗药物的使用及由此带来的药物不良反应，降低总治疗费用。免疫治疗是一种病因治疗，不像一般的药物治疗仅单纯控制症状，虽然起效很快，用药时症状能得到很好的控制，而一旦停药症状很快会复发。免疫治疗起效很慢，需要半年到一年甚至更长时间才能看出明显效果。但免疫治疗不仅可以缓解症状，还能通过作用于过敏性疾病的病生理机制进而影响疾病的自然进程，预防由过敏性鼻炎发展过敏性哮喘；早期应用还能预防出现新的变应原；完成足够长时间的免疫治疗停药以后还能长时间维持疗效，相当一部分患者从而摆脱药物治疗。

二、哪些患者需要接受免疫治疗？

目前治疗的适应证主要是过敏性鼻炎及过敏性哮喘，国内外一些学者也开始应用免疫治疗治疗吸入性变应原引起的特应性皮炎。并不是所有的过敏性鼻炎及过敏性哮喘患者均需接受免疫治疗。例如您是对宠物（如猫、狗）或蚕丝过敏，如果您能做到不养宠物、不用丝绵制品，症状不再发就无需接受免疫治疗。但您如果由于职业的原因无法避免接触宠物，或者过敏反应严重，间接接触宠物（比如接触养宠物的人）就会发作则可考虑接受免疫治疗。对于尘螨、霉菌、花粉，目前还没有很好的方法让您做到完全避免接触、不发作，应考虑进行免疫治疗。

三、哪些患者不能接受免疫治疗？

并不是所有的过敏性鼻炎及过敏性哮喘均能接受免疫治疗：

1. **如果您患有以下疾病而您的经治医生尚不了解，请立即向您的经治医生说明：**①严重免疫系统疾患者如系统性红斑狼疮、类风湿关节炎；②恶性肿瘤者；③恶性高血压、梗阻性心肌病、严重心律失常、心绞痛、心肌梗死（史）或因心血管疾病正在服用 β 受体阻断剂（如美托洛尔）治疗；④严重精神疾病或不能合作严格执行医嘱者。**上述患者均不能接受免疫治疗！**

2. 对于 5 岁以下儿童，由于目前尚缺乏免疫治疗疗效及安全性的循证医学资料，故而不建议进行免疫治疗；建议满 5 周岁再开始免疫治疗。

3. 对于妊娠女性，由于免疫治疗的不良反应主要发生在剂量递增阶段，万一出现严重不良反应，很多药物的使用将受到很大限制，危及您及胎儿的健康甚至生命，故不建议在妊娠期间开始免疫治疗，建议您分娩后再开始免疫治疗（如果您在妊娠前已经接受免疫治疗、已进入维持阶段无明显不良反应者，无需因妊娠中止免疫治疗）。

四、免疫治疗怎么做？

免疫治疗包括常规治疗和维持治疗两个阶段：常规治疗阶段即剂量逐渐递增阶段；维持治疗阶段即患者接受达到最高剂量或最大耐受剂量后，固定剂量长期治疗（具体方法详见免疫治疗注射单）。在症状明显减轻或消失后可逐渐延长给药间隔至停止免疫治疗。

免疫治疗的疗程为 3~5 年，应在症状减轻或消失后 1~2 年再停药。停药复发后可再次给予免疫治疗，第二次免疫治疗的疗程应较第一次长。接受维持治疗 1 年症状无明显改善可认为免疫治疗无效，可考虑中止免疫治疗。

对于常年性变应原（如螨、霉菌）应给予常年性免疫治疗，对于季节性变应原（如花粉）在开始时亦应给予常年性免疫治疗，在花粉季节，应根据患者症状及严重程度降低剂量或暂时中止免疫治疗。接受免疫治疗一段时间后，如果花粉季节症状已完全或基本控制，可考虑改用季前免疫治疗。

目前还是用临床评估来评价免疫治疗的疗效，尚无评价免疫治疗的客观指标。皮肤试验风团的大小、血清特异性 IgE 检测结果的变化不能说明免疫治疗的疗效。

五、接受免疫治疗需要必须重视的若干问题?

1. 免疫治疗应尽早进行，免疫治疗对于长期患病造成的不可逆损害（如气道重塑）无效。

2. 在给予患者免疫治疗的同时，应采取变应原避免措施、合并给予药物治疗以有效控制症状，否则会影响免疫治疗的效果。

3. 请到国家卫生行政管理部门（各级卫生局）认可的、具有严重过敏反应抢救能力的正规医疗机构注射，不要在家里自行注射，以免出现不良反应无法得到及时处理从而危及您的健康甚至生命。

自行在家里注射，后果自负！！！

4. 注射后请不要立即离开，请在医院观察 30 分钟，以免出现严重不良反应而无法得到及时处理，如有不适请立即联系医生、护士；儿童必须有成人陪伴。

5. 在注射前及注射后当日不要饮酒、热水沐浴、大量进食辛辣食物或剧烈活动，以免加速免疫治疗液的吸收，出现严重不良反应。

6. 如果您未能按计划注射，延迟时间超过 3 周，需调整注射剂量，具体调整方案请咨询您的经治医生。

7. 如果您出现感冒（特别是发热）、注射其他传染病疫苗，请推迟注射，推迟注射时间间隔请咨询您的经治医生。

8. 如果哮喘严重发作、FEV_1 低于预期值的 75%，应暂时中止免疫治疗，症状用药控制、肺功能恢复后，再恢复免疫治疗，请咨询您的经治医生。

9. 特应性皮炎急性发作期、特别是症状较重时，应暂时中止免疫治疗，症状用药控制后，再恢复免疫治疗，请咨询您的经治医生。

10. 如果您因心血管疾病需应用 β 受体阻断剂治疗（如美托洛尔），请您暂时中止免疫治疗。停药后如需恢复免疫治疗，请咨询您的经治医生。

11. 在花粉季节如出现哮喘症状，建议降低注射剂量或暂停免疫治疗；如仅出现鼻炎症状，可适当降低注射剂量；如无任何症状，则不必降低剂量。

12. 换用新批号免疫治疗注射液时，应适当降低第一针注射剂量（具体方法参见免疫治疗注射单背面注意事项部分）。

13. 如出现局部或全身过敏反应，如注射部位出现巨大风团（直径超过5cm），出现手足心痒、全身皮肤发热、痒及哮喘，是出现严重反应的先兆，请立即联系为您注射的医生或护士或立即到最近的医院急诊就诊，**首选抢救药物为肾上腺素**。

祝您顺利完成免疫治疗，早日恢复健康！

我确认我已经认真阅读并理解本知情同意书所介绍内容，且有机会向经治医生提出问题，并得到满意的解答。在这里我自愿接受长期免疫治疗，并承担潜在风险及不良反应。

患者签字： 日期：

患者姓名（正楷）：

患者法定监护人签字： 日期：

（如果患者不满 18 周岁）

患者法定监护人姓名（正楷）：

在这里我确认已经向在此签名的患者或患者法定监护人解释清楚免疫治疗的相关信息，特别是我已解释任何已知的潜在风险及不良反应。

医生签字： 日期

医生姓名（正楷）：

5. 变应原注射剂皮肤试验知情同意书

尊敬的患者:

您好!

经过您的经治医生询问病史、查体,您被拟诊过敏性疾病。为进一步明确您的诊断、明确您对什么变应原过敏,建议您接受皮肤试验。在接受皮肤试验之前,请您阅读以下有关皮肤试验的相关信息。

一、什么是皮肤试验? 怎么做?

皮肤试验分两种,一种是点刺试验:将一滴待测试的变应原提取液滴在消毒过的前臂内侧或背部皮肤上,用专用点刺针轻轻刺入表皮,我科多用于食物变应原的诊断;另一种是皮内试验:消毒皮肤后,用 1ml 一次性注射器将变应原提取液分别注入皮内,形成直径 2~3mm 的皮丘,我科多用于吸入物变应原(如螨、花粉、霉菌及宠物等)的诊断。两种皮肤试验方法均于 15 分钟后看结果,为了准确评估您的皮肤反应性以及某些药物的影响,同时会做阳性和阴性对照,使皮肤试验结果能够得到更准确的解读。实际上皮肤试验特别是皮内试验和您以前做过或听说过的青霉素皮试非常像!

二、为什么要做皮肤试验?

如果您对某种变应原过敏,您的血液中就会含有针对这种变应原的特异性 sIgE 抗体,皮肤试验注入的变应原就会与您皮肤中肥大细胞表面的特异性 IgE 抗体起反应,引起肥大细胞活化脱颗粒,释放组胺等一系列化学物质,引起风团和红晕反应。医生会根据您的皮肤试验结果即风团和红晕反应**初步推断**您是否对所检测的变应原过敏。皮肤试验操作简便、价格低廉,可以当时出结果,是国际通用的变应原诊断初筛试验。

三、做皮肤试验有哪些需要注意问题?

总体上讲，皮肤试验是非常安全的，但在极少数情况可能存在以下风险，如果您存在下述情况而您的经治医生尚不了解，请立即向您的经治医生说明：

1. 如果您既往有严重过敏反应（如过敏性休克）或哮喘剧烈发作的历史，皮肤试验特别是皮内试验有诱发严重过敏反应或哮喘发作的潜在风险。如果皮肤试验项目中**有怀疑引起您严重过敏反应或哮喘剧烈发作的过敏原**，请及时告知您的经治医生，我们将改用更安全的血清特异性 IgE 抗体检测；如果您**比较肯定**皮肤试验项目中**没有怀疑引起您严重过敏反应或哮喘剧烈发作的变应原**，必要时医生会征求您的意见要不要为您做皮肤试验来**排除某些变应原**。

请您放心，我们的皮试室已常规准备好抢救措施，准备好抢救药品、制订了完善的抢救流程，万一出现严重过敏反应或哮喘发作您会得到及时抢救的治疗。

2. 如果您患有恶性高血压、梗阻性心肌病、严重心律失常、心绞痛、心肌梗死（史）或因心血管疾病正在服用 β 受体阻断剂治疗（如美托洛尔）治疗，万一出现严重不良反应将无法使用肾上腺素抢救，危及您的生命。请及时告知您的经治医生，我们将改用更安全的血清特异性 IgE 抗体检测。

3. 如果您正处在哮喘或特应性皮炎发作期，皮肤试验有可能加重您的症状，请及时告知您的经治医生，我们将待您的症状得到很好控制后再行皮肤试验检查或改用更安全的血清特异性 IgE 抗体检测。

4. 如果您正在妊娠，万一出现皮肤试验严重不良反应很多药物的使用将受到很大限制，危及您及胎儿的健康甚至生命，我们将待您分娩后再行皮肤试验检查或改用更安全的血清特异性 IgE 抗体检测。

5. 口服、静脉或肌注抗组胺药（或含抗组胺药成分的感冒药、晕车药）、糖皮质激素会抑制皮试反应，造成假阴性结果，如近期内您用过上述药物请告知您的经治医生您用的具体是何种药、用了多长时间、是否停药、停了多长时间，以便医生判断您能不能做皮肤试验或需要停药多长时间。如果记不清了我们可改用不受药物影响的血清特异性 IgE 抗体检测，必要时可先进行基础组皮肤试验（包括阳性对照、阴性对照及皮肤划痕试验）对您的皮肤情况做出判断，明确您能否做皮肤试验。

6. 银屑病（即牛皮癣）在急性期做皮肤试验可能诱发同形反应，针眼处会诱发新的皮损，如果您患有银屑病，请及时告知您的经治医生，我们将改用更安全的血清特异性 IgE 抗体检测。

7. 如果您正在感冒、发热或患有感染性疾病请及时告知您的经治医生，我们将待您痊愈后再行皮肤试验或改用更安全的血清特异性 IgE 抗体检测。

8. 老年患者的皮肤反应性差，哮喘大发作之后的一段时间皮肤反应性差，皮肤试验有可能出现假阴性结果。对于老年患者我们建议您改用血清特异性 IgE 抗体检测；对于近期内有过哮喘大发作的患者我们建议您过一段再行皮肤试验检查或血清特异性 IgE 抗体检测。

9. 如果您患有皮肤划痕征或皮肤反应性比较高，皮肤试验有可能出现假阳性结果，我们可改用不受影响的血清特异性 IgE 抗体检测，必要时可先进行基础组皮肤试验（包括阳性对照、阴性对照及皮肤划痕试验）对您的皮肤情况做出判断，明确您能否做皮肤试验。

10. 在接受皮肤试验前不要做剧烈运动，否则需要休息一定的时间安静下来后再进行；接受皮肤试验的当天不要饮酒、较长时间热水沐浴或剧烈活动，以免加速变应原的吸收，诱发不良反应。

祝您早日明确诊断、明确过敏原，接受有针对性的治疗，早日恢复健康！

注意：过敏性疾病明确变应原应根据您的病史、皮肤试验结果、血清特异性 IgE 结果及过敏原的临床相关性（特别是暴露史）综合做出诊断，绝不能仅仅根据皮肤试验结果、血清特异性 IgE 的结果做出诊断。

我确认我已经认真阅读并理解本知情同意书所介绍内容，且有机会向经治医生提出问题，并得到满意的解答。在这里我自愿接受皮肤试验检查，并承担潜在风险及不良反应。

患者签字：　　　　　　　　　　　　日期：

患者姓名（正楷）：

患者法定监护人签字：　　　　　　　日期：

（如果患者不满 18 周岁）

患者法定监护人姓名（正楷）：

在这里我确认已经向在此签名的患者或患者法定监护人解释清楚皮肤试验的相关信息，特别是我已解释任何已知的潜在风险及不良反应。

医生签字： 日期

医生姓名（正楷）：

6. 变应原免疫治疗执行情况记录表

姓名：　　　　　　性别：　　　　　　病案号：
诊断：　　　　　　电话：　　　　　　开处方的医生：
　　　　　　　　　出生日期：

免疫治疗方案（□常规　□维持）

最佳基线峰流速：＿＿＿＿＿＿ L/min

开始日期	
达维持剂量的日期	
维持剂量	
维持治疗的时间间隔	

周次	日期	健康评估有无异常	是否用抗组胺药	峰流速 L/min	评估医生签名	上臂	瓶号	浓度	注射体积 (ml)	不良反应 局部反应 风团/红晕	全身反应 鼻部症状	荨麻疹	哮喘	喉头水肿	休克	其他	注射者签字
		Y　N	Y　N			R　L											
		Y　N	Y　N			R　L											
		Y　N	Y　N			R　L											
		Y　N	Y　N			R　L											
		Y　N	Y　N			R　L											
		Y　N	Y　N			R　L											
		Y　N	Y　N			R　L											
		Y　N	Y　N			R　L											
		Y　N	Y　N			R　L											
		Y　N	Y　N			R　L											
		Y　N	Y　N			R　L											
		Y　N	Y　N			R　L											
		Y　N	Y　N			R　L											
		Y　N	Y　N			R　L											
		Y　N	Y　N			R　L											
		Y　N	Y　N			R　L											
		Y　N	Y　N			R　L											

北京协和医院 变态反应科免疫治疗不良反应记录

注射日期/时间：_____　出现反应日期/时间：_____

稀释液浓度（瓶号#）：_____　第一次注射该瓶药物？ □是 □否

此次不良反应情况：

	症状及体征			
	呼吸系统	皮肤	鼻/眼	心血管系统	其他
局部反应	胸闷	手心足底或头皮瘙痒	鼻/眼痒	低血压	吞咽困难
	喘息 咳嗽	风团 血管性水肿	喷嚏 流涕	心前区不适 头晕	恶心腹痛 出汗
	气短	全身瘙痒	鼻塞	头痛	
	喉鸣	潮红	结膜充血水肿	乏力、视物模糊	

注：局部反应（LR 风团/红晕）记录为风团及红晕的最长径的毫米数。如：LR8/12 指局部反应，风团直径 8mm，红晕直径 12mm。

立即采取的措施

□ 评估气道，呼吸，循环以及意识状态
□ 口服或肌内注射抗组胺药
□ 肾上腺素局部封闭
□ 肌内注射肾上腺素

离院时间：_____　离院时的状况：_____

患者指导：_____

临床印象：□明确 SR（全身反应）□否 □是　□可疑 SR　□无 SR

下次注射是否需调整剂量？ □否 □是

签名：_____　日期：_____

北京协和医院 变态反应科免疫治疗注射前问卷

本问卷目的是对您接受变态反应原注射免疫治疗前进行安全性评估。请仔细阅读并回答以下问题。我们会查看您的回答，护士若对您今日是否应接受注射还有任何疑问或顾虑，会询问您的经治医生。您如果怀孕或出现新疾病，请告知工作人员。

1. 上一周哮喘症状有无加重（胸闷，咳嗽，喘息，气短）？
　　□是 □否
2. 上一周过敏症状有无加重（鼻或眼痒，喷嚏，流涕，后鼻滴涕或清嗓）？
　　□是 □否
3. 过去两周内有无感冒，呼吸道感染或流感样症状？
　　□是 □否
4. 上次注射后 12 小时内您是否有过敏或哮喘症状加重，远离注射部位风团或全身瘙痒，或者局部肿块持续 24 小时以上？（请特别记录）
　　□是 □否
5. 是否新使用任何药物（包括局部用的滴眼剂）？
　　□是 □否
6. 注射时间：每周二五下午 1:30～3:30
7. 每次注射前必须经治医生进行安全性问答，合格后方可注射：
8. 如果上述任一问题回答"是"，医生将在您的健康评估一栏中选"N"，并需推迟此次注射或遵医嘱。

工作人员签名：_____

日期：_____